PH

肺高血压
Pulmonary Hypertension
自我管理手册

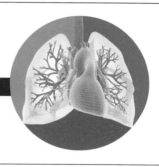

主　审　荆志成　光雪峰

主　编　戴海龙

副主编　鲁一兵　张伟华

编　委（按姓氏笔画排序）

马　敏	马国铃	方　杰	尹　昵	尹　淇	尹小龙
邓　洁	甘　品	左明鲜	左桐曦	卢　静	卢祥婷
付娟娟	冯晓岚	光雪峰	吕　宁	朱晓栋	伏　巧
刘　屹	刘演龙	祁　毅	许智韬	孙一康	孙云华
李绍龙	杨　芳	杨　栋	杨　婧	吴　宇	何臣德
沈安妍	张　涵	张小勇	张旭明	张继磊	陈　秋
陈志鹏	林春荣	林霄峰	金　青	周　旭	郑林琼
赵文豪	茹志刚	闻建帆	娄庆梅	贾　凡	梅雪梅
曹婉燕	龚永飞	常　谦	章体玲	彭春花	韩睿书
程　峰	鲁一兵	赖　碁	廖祁伟	戴海龙	

人民卫生出版社
·北京·

图书在版编目（CIP）数据

肺高血压自我管理手册 / 戴海龙主编. —北京：
人民卫生出版社，2024.3
ISBN 978-7-117-33392-4

Ⅰ.①肺… Ⅱ.①戴… Ⅲ.①肺性高血压－防治－手
册 Ⅳ.① R544.1-62

中国版本图书馆 CIP 数据核字（2022）第 132954 号

人卫智网	www.ipmph.com	医学教育、学术、考试、健康，
		购书智慧智能综合服务平台
人卫官网	www.pmph.com	人卫官方资讯发布平台

肺高血压自我管理手册
Feigaoxueya Ziwo Guanli Shouce

主　　编：戴海龙
出版发行：人民卫生出版社（中继线 010-59780011）
地　　址：北京市朝阳区潘家园南里 19 号
邮　　编：100021
E － mail：pmph @ pmph.com
购书热线：010-59787592　010-59787584　010-65264830
印　　刷：北京顶佳世纪印刷有限公司
经　　销：新华书店
开　　本：710×1000　1/16　　印张：12
字　　数：209 千字
版　　次：2024 年 3 月第 1 版
印　　次：2024 年 4 月第 1 次印刷
标准书号：ISBN 978-7-117-33392-4
定　　价：65.00 元

打击盗版举报电话：010-59787491　E-mail：WQ @ pmph.com
质量问题联系电话：010-59787234　E-mail：zhiliang @ pmph.com
数字融合服务电话：4001118166　　E-mail：zengzhi @ pmph.com

序 一

近日收到昆明医科大学附属延安医院心内科青年专家戴海龙教授及其团队编撰的科普书稿《肺高血压自我管理手册》，翻阅全文，发现这本著作是专门针对肺高血压患者的教育与自我管理，非常感动，因为这本书的精髓来自昆明市延安医院，充分体现了"为人民服务"的延安精神。

回想起 1998 年我刚毕业开始做住院医师的时候，我国还在使用钙离子拮抗剂为主的方案治疗肺动脉高压，没有常规开展"6 分钟步行距离"评估肺动脉高压患者的运动耐量，更没有常规开展右心导管检查术作为确诊手段。但就在同一年，世界卫生组织在法国依云小镇召开了第二届世界肺高血压大会，肺高血压被分为肺动脉高压等五大类，静脉滴注依前列醇已在欧美广泛应用并积累了丰富的临床经验，口服波生坦、吸入伊洛前列素和皮下注射曲前列尼尔等新药也已在欧美启动了上市前临床研究，患者预后有了明显改善。对比后就会很焦虑地发现，中西方在肺高血压领域的诊治水平存在很大差距。

2004 年我非常幸运来到全球肺高血压最有名的中心之一法国巴黎第十一大学留学，跟随 Gérald Simonneau 教授学习，巧遇美国肺高血压协会（Pulmonary Hypertension Association，由几个颇有创意的肺高血压患者与一些关注肺高血压的医护人员和志愿者自发成立的组织）领导人 Rino Aldrighetti 来访。我与他相谈甚久，他很关注中国的肺高血压患者如何诊断和治疗，但更关注中国肺高血压患者有无科学的康复训练，在家里和旅途中如何科学地自我管理和生活？当他看到我因为并不知道其中的细节而感到羞愧，便非常慷慨送给我一本他们协会出版的著作 *Pulmonary Hypertension: A Patient's Survival Guide*。

我通读全书后发现，欧美国家当时不仅在积极研发新治疗方法，同时也很关注患者的康复训练和自我管理，且做了大量细致有效的工作，比如肺高血压患者旅行是否可以搭乘飞机，坐飞机需要注意什么？我当时认为应该把这本著作翻译成中文，用来指导我国肺高血压患者。Rino 收到我计划翻译此著作的电子邮件之后，很快就从美国邮寄来备忘录，并同意豁免我们的版权费用。

在胡大一教授的指导下、中国医学科学院阜外医院吴艳等一批青年医师帮助下，我们很快完成了书稿的翻译和校对，并在人民军医出版社正式出版。译著出版后，受到全国包括海外华人肺高血压患者的广泛欢迎，澳大利亚和加拿大的华侨多次联系我邮购，体现出当时这本译著的需求和价值。

近二十年来，肺高血压的诊断和治疗技术发生了翻天覆地的变化，心血管疾病的康复医学理论和实践也有长足的进步，二十年前的译著显然不能满足广大患者的需求。特别是我们国家独特的环境、文化和医保支付背景，亟需一部承载最新知识体系，能指导我国一线临床医生和肺高血压患者自我管理和康复的著作。但这需要有一组人，仔细体察患者的日常需求，用"为人民服务"的延安精神才能完成。

昆明医科大学附属延安医院戴海龙教授立足西南，带领团队长期耕耘在肺高血压临床、教学和科研一线，创建了我国肺高血压西南区域医疗中心，积累了丰富的诊治经验和患者管理体会。戴海龙教授也因此获得云南省"兴滇英才"名医、云南省"万人计划"青年拔尖人才、云南省中青年学术和技术带头人、云南省医学学科带头人、云南省青年科技奖、云南省政府特殊津贴等一系列荣誉和奖励。更难能可贵的是，除了医疗教学和科研之外，他能关注到患者离开医院之后遇到的各种问题，组织团队编写出这部令人惊喜的手册。

本手册凝集了戴海龙教授和各位编者大量的心血和智慧。全书用通俗易懂的语言，结合生动的图片和视频，详细介绍了肺高血压基本概念以及基本常识，能够帮助基层医生、全科医生和患者及家属进一步认识肺高血压目前最新的规范诊疗方法，提升公众对肺高血压的认知，引导患者和家属加强日常生活的自我管理，进一步提高患者生活质量、改善预后。

我对本手册的出版表示由衷的祝贺和敬佩，也预祝这本内涵"延安精神"的手册能被社会广为传播，让"肺高血压"这一疾病不再鲜为人知。希望戴海龙教授及团队各位编者能再接再厉、积极探索包括很多高海拔地区的云南省之肺高血压、先心病患者的特征，有更多原创性的临床和科学研究发现，在未来不断更新这本手册，争取 2～4 年能有新版本问世，不断扩充内容，为我国肺高血压患者带来更多的光明与希望，把"延安精神"带到世界各地。

荆志成
北京协和医院
2023 年 11 月

序 二

　　肺高血压是一类由多种原因导致的以肺动脉压力升高为主的肺血管疾病,血流动力学包括三种类型,即毛细血管前性肺高血压、毛细血管后性肺高血压和混合性肺高血压。肺高血压临床分为五大类,肺动脉高压为第Ⅰ类,指孤立性肺动脉压力升高,而左心房与肺静脉压力正常,主要由肺小动脉本身病变导致肺血管阻力增加,且不合并慢性呼吸系统疾病、慢性血栓栓塞性疾病及其他未知因素等导致的肺高血压。肺动脉压力升高导致右心后负荷增加,从而引起右心室肥厚、扩张、功能不全,最终出现右心衰竭。近 30 年来,针对前列环素、内皮素和一氧化氮通路的肺动脉高压靶向药物相继出现,肺动脉高压的治疗状况发生了里程碑式的变化,我国肺动脉高压患者的 5 年生存率从 20.8% 升高到 50% 以上。

　　然而,很多肺高血压患者因疾病认知度不足、治疗可及性差和就医负担高等多种因素,导致起始治疗不达标或复诊不规律,对治疗获益和长期预后造成不利影响,患者自我规范化管理亟待提升。

　　为帮助广大肺高血压患者提高自我管理能力,改善疾病预后,提高医护工作者对肺高血压的认识,戴海龙博士及各位编者查阅国内外大量文献及指南,结合丰富的临床经验和实例,撰写了《肺高血压自我管理手册》一书。本书深入浅出地引导患者对自身疾病进行了解、认识、重视和治疗;以图文并茂、视频解说的方式详细介绍了肺高血压知识以及患者如何进行自我管理;同时,对肺高血压诊疗中常用的检查手段、报告进行了解读,让患者能够自己看懂报告单。

　　希望本书可以帮助患者进一步了解肺高血压,加强自我管理,提高生活质量,改善长期预后。预祝本书在应用中不断完善,取得良好的效果。

昆明医科大学附属延安医院心内科主任　光雪峰

2023 年 11 月

前　言

　　肺高血压是一类常见的肺血管疾病,其主要病理生理学特征是静息状态下肺动脉压力升高,同时合并不同程度右心功能衰竭。其发病率、致残率及病死率都很高,是目前重要的医疗卫生保健问题之一,不仅其本身可导致难以控制的右心衰竭,而且其他各类心脏疾病也可在病程中晚期因为合并肺高血压而使预后更恶劣。

　　肺高血压的治疗主要以药物、生活方式干预等为主。近年来,虽然对肺高血压认识逐渐加深,但肺高血压患者的诊断与治疗现状仍不容乐观,大部分患者对肺高血压的认识不够充分,治疗依从性较低,自我管理能力较弱,从而导致预后不佳。目前,肺高血压虽然无法彻底治愈,但患者的自我管理是有效治疗的关键,切实有效的自我管理策略对肺高血压患者的病情控制有重要意义。因此,为了促进肺高血压患者对疾病的认识,加强肺高血压患者的自我管理意识与能力,提高患者的长期预后,我们撰写了《肺高血压自我管理手册》一书。撰写过程中,我们查阅了大量国内外文献及指南,结合临床经验及临床案例,辅以图片示例、视频解说,以利于患者理解。同时,本书也将有助于提高医护人员对肺高血压的认识。

　　本书的编写得到了各位同道的重视和支持,荆志成教授、光雪峰教授在百忙之中对内容进行了审核并提出了宝贵意见,并为图书作序,给予了关键性指导。在此,谨向各位同道致谢。

　　希望本书可以帮助肺高血压患者提高对疾病的认识,提升在日常生活中的自我管理水平,提高生活质量,改善长期预后。由于编写时间仓促及编者学识有限,书中难免有错误和疏漏,请广大读者批评指正。

戴海龙

2023 年 11 月

目　录

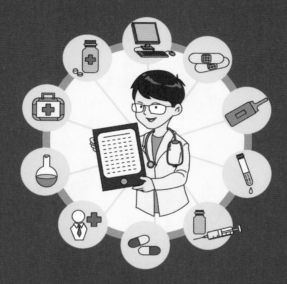

1 肺高血压概述

1.1 体肺循环简介

　　人体血液循环系统由体循环和肺循环两部分组成。肺循环中,右心室将含氧量较低的静脉血通过肺动脉泵送到肺部毛细血管网时,血液中的二氧化碳进入肺泡,肺泡中的氧进入血液。这样,静脉血变成了动脉血,从肺静脉返回左心房。体循环中,左心室将富含氧气的血液泵送到全身,血液与组织细胞进行物质交换,将运来的养料和氧供给细胞利用,然后通过静脉回收。

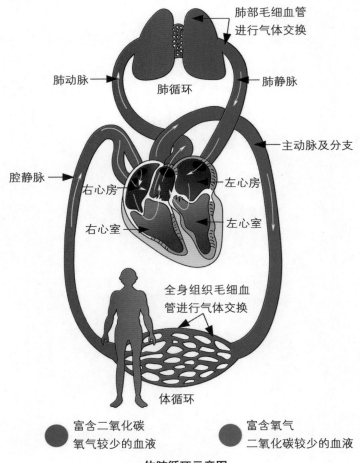

体肺循环示意图

体肺循环动画视频
请扫描二维码观看

肺循环
右心室➾肺动脉➾肺泡毛细血管➾肺静脉➾左心房

肺循环特点：血流压力低、肺血管阻力低

体循环
左心室➾主动脉➾全身各处➾上、下腔静脉➾右心房

体循环特点：血流压力高、体动脉阻力高

1.2 肺高血压的定义

肺高血压（pulmonary hypertension，PH）指各种原因导致的肺动脉压力升高，既可来源于肺血管自身病变，也可继发于其他心肺疾患，病因广泛。在我国，肺高血压的血流动力学诊断标准为：海平面状态下、静息时、右心导管测量肺动脉平均压（mean pulmonary artery pressure，mPAP）≥ 25mmHg（1mmHg=0.133kPa）。正常人 mPAP 为（14 ± 3）mmHg，上限为 20mmHg。

肺动脉高压（pulmonary arterial hypertension，PAH）指孤立性肺动脉压力升高，而左心房与肺静脉压力正常，主要由肺小动脉自身病变导致肺血管阻力增加，且不合并慢性呼吸系统疾病、慢性血栓栓塞性疾病及其他未知因素导致的肺高血压。PAH 的血流动力学诊断标准为：右心导管测量 mPAP ≥ 25mmHg，同时肺小动脉楔压（pulmonary artery wedge pressure，PAWP）≤ 15mmHg 及肺血管阻力（pulmonary vascular resistance，PVR）> 3Wood Unit（WU）。

特发性肺动脉高压（idiopathic pulmonary arterial hypertension，IPAH）是一类无明确原因、以肺血管阻力进行性升高为主要特征的恶性肺血管疾病。血流动力学符合肺动脉高压（PAH）诊断标准。

从这三个术语的包含范围来说，肺高血压（PH）＞肺动脉高压（PAH）＞特发性肺动脉高压（IPAH）。

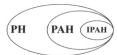

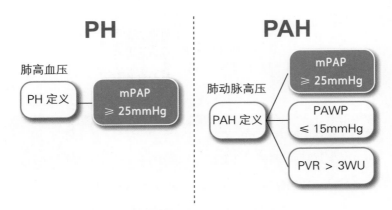

PH

肺高血压

PH 定义 ── mPAP ≥ 25mmHg

PAH

肺动脉高压

PAH 定义

mPAP ≥ 25mmHg

PAWP ≤ 15mmHg

PVR > 3WU

肺高血压、肺动脉高血压血流动力学定义

注意:PH 诊断标准是肺动脉平均压(mPAP),不是肺动脉收缩压。

肺动脉收缩压是肺血管内血压对血管壁产生的瞬时最高压,而肺动脉平均压是根据收缩压和舒张压计算所得压力,通常低于收缩压、高于舒张压。

肺动脉平均压 = 舒张压 +1/3 脉压差 (脉压差 = 收缩压 − 舒张压)

肺高血压与高血压不是一回事

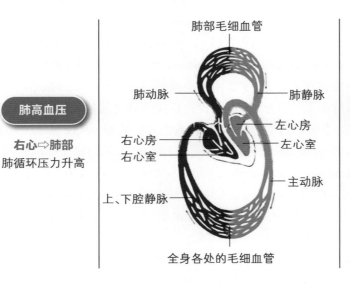

肺部毛细血管

肺动脉 ── ── 肺静脉

肺高血压

右心⇨肺部
肺循环压力升高

右心房 ── ── 左心房
右心室 ── ── 左心室

上、下腔静脉 ── ── 主动脉

高血压

左心⇨全身
动脉压力升高
(不包括肺部)

全身各处的毛细血管

肺高血压与高血压诊断方法不一样

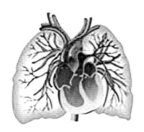

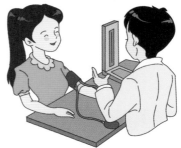

VS

肺高血压
（诊断困难，易漏诊）
心脏超声可初步筛查
右心导管检查是确诊"金标准"

普通高血压
（简单易行）
血压计测量可确诊

肺动脉高压与高血压，哪个更严重

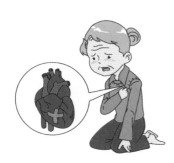

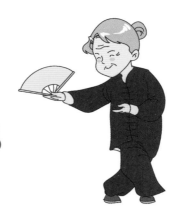

VS

未经治疗的肺动脉高压患者
5 年存活率非常低，曾被称为
心血管疾病中的癌症
如果能够及早诊断并及时治疗，
可以存活很长时间

高血压患者如果能正确治疗
病情能被很好地控制
患者可以存活很久

2 肺高血压的分类

肺高血压临床分为五大类:肺动脉高压、左心疾病所致肺高血压、呼吸系统疾病和 / 或缺氧所致肺高血压、肺动脉阻塞性疾病所致肺高血压、未知因素所致肺高血压。

肺高血压临床分类

1. 肺动脉高压（PAH）	3. 呼吸系统疾病和 / 或缺氧所致肺高血压
1.1　特发性 PAH（IPAH）	3.1　阻塞性肺疾病
1.2　急性肺血管扩张试验阳性 PAH	3.2　限制性肺疾病
1.3　遗传性 PAH	3.3　其他混合性限制性 / 阻塞性肺疾病
1.4　药物和毒物相关 PAH	3.4　非肺部疾病低氧
1.5　相关因素所致 PAH	3.5　肺发育异常性疾病
1.5.1　结缔组织病相关 PAH	**4. 肺动脉阻塞性疾病所致肺高血压**
1.5.2　人类免疫缺陷病毒（HIV）感染相关 PAH	4.1　慢性血栓栓塞性肺高血压（CTEPH）
	4.2　其他肺动脉阻塞性病变所致肺高压
1.5.3　门脉高压相关 PAH	4.2.1　肺动脉肉瘤或血管肉瘤
1.5.4　先天性心脏病相关 PAH	4.2.2　其他恶性肿瘤
1.5.5　血吸虫病相关 PAH	4.2.3　非恶性肿瘤
1.6　肺静脉闭塞病（PVOD）/ 肺毛细血管瘤（PCH）	4.2.4　肺血管炎
	4.2.5　先天性肺动脉狭窄
1.7　新生儿持续性肺高血压（PPHN）	4.2.6　寄生虫阻塞
2. 左心疾病所致肺高血压	**5. 未知因素所致肺高血压**
2.1　射血分数保留的心力衰竭（HFpEF）	5.1　血液系统疾病
2.2　射血分数降低的心力衰竭（HFrEF）	5.2　系统性疾病
2.3　心脏瓣膜病	5.3　其他:慢性肾功能衰竭、纤维纵隔炎、节段性肺高压
2.4　先天性毛细血管后阻塞性病变	5.4　复杂先天性心脏病

肺高血压血流动力学分类包括毛细血管前性肺高血压、毛细血管后性肺高血压(其中包括单纯毛细血管后性肺高血压和混合性毛细血管后性肺高血压)

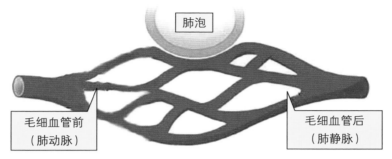

毛细血管前、后示意图

肺泡

**毛细血管前
(肺动脉)**

**毛细血管后
(肺静脉)**

肺高血压血流动力学分类

定义	血流动力学特征	临床分型
肺高血压	mPAP ≥ 25mmHg	所有五大类肺高血压
毛细血管前性肺高血压	mPAP ≥ 25mmHg PAWP ≤ 15mmHg PVR > 3WU	肺动脉高压
		呼吸系统疾病和 / 或缺氧所致肺高血压
		慢性肺动脉阻塞所致肺高血压
		未知原因所致肺高血压
毛细血管后性肺高血压	mPAP ≥ 25mmHg PAWP > 15mmHg	左心疾病所致肺高血压 未知原因所致肺高压
单纯毛细血管后性肺高血压 DPG < 7mmHg 和 / 或 PVR ≤ 3WU		
混合性毛细血管后性肺高血压 DPG ≥ 7mmHg 和 / 或 PVR > 3WU		

注:mPAP:肺动脉平均压;PAWP:肺小动脉楔压;PVR:肺血管阻力;DPG:肺动脉舒张压力阶差,DPG=dPAP+PAWP;dPAP:肺动脉舒张压;1mmHg=0.133kPa

3　肺高血压的流行病学

全球肺高血压患病率约为 1%,65 岁以上人群中最高可至 10%。在全球,左心疾病和肺部疾病为肺高血压的最常见原因。肺动脉高压(PAH)病因分布,我国最常见的为先天性心脏病,其次为特发性 PAH 和结缔组织病相关 PAH。结缔组织病相关 PAH 最常见病因为系统性红斑狼疮和干燥综合征。我国特发性 PAH 以中青年女性为主,老年患者相对少见。

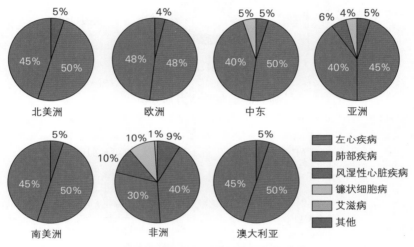

全球肺高血压(PH)常见病因地区分布

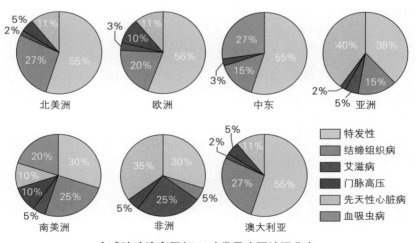

全球肺动脉高压(PAH)常见病因地区分布

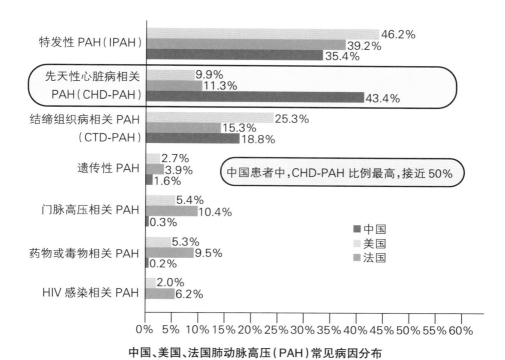

中国、美国、法国肺动脉高压（PAH）常见病因分布

特发性 PAH（IPAH）46.2% / 39.2% / 35.4%
先天性心脏病相关 PAH（CHD-PAH）9.9% / 11.3% / 43.4%
结缔组织病相关 PAH（CTD-PAH）25.3% / 15.3% / 18.8%
遗传性 PAH 2.7% / 3.9% / 1.6%
门脉高压相关 PAH 5.4% / 10.4% / 0.3%
药物或毒物相关 PAH 5.3% / 9.5% / 0.2%
HIV 感染相关 PAH 2.0% / 6.2%

中国患者中，CHD-PAH 比例最高，接近 50%

■ 中国　■ 美国　■ 法国

常见先天性心脏病相关 PAH 动画视频解说

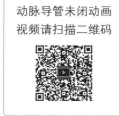

动脉导管未闭动画视频请扫描二维码

房间隔缺损动画视频请扫描二维码

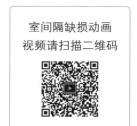

室间隔缺损动画视频请扫描二维码

4 **PAH 危险因素**

相关疾病、遗传、药物、环境等因素均与肺高血压的发生发展相关。

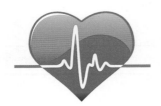

疾病因素

先天性心脏病
左心疾病、结缔组织病、睡眠呼吸障碍、慢性肺疾病、HIV 感染等

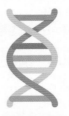

遗传因素

家族肺动脉高压史、基因突变,儿童应注意遗传代谢性疾病

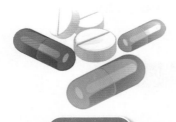

药物因素

减肥药等药物和毒药

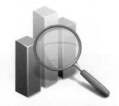

环境等其他因素

吸烟、女性习惯性流产史、印刷厂或加油站的油类物质接触史等

根据与 PAH 发生的相关程度和致病性,将危险药物和毒物分为确定致病及可能致病。

确定致病	可能致病
阿米雷司（减肥药）	可卡因
芬氟拉明	苯丙胺
右芬氟拉明	苯丙醇胺
甲基苯丙胺	L- 色氨酸
苯氟雷司	圣约翰草（贯叶连翘）
达沙替尼	干扰素 α，干扰素 β
毒性菜籽油	烷基化药物，如丝裂霉素 C、环磷酰胺等
	博舒替尼
	直接抗丙肝病毒药物
	来氟米特
	中药青黛

以下 PAH 高危人群应定期筛查，早发现、早诊断、早治疗

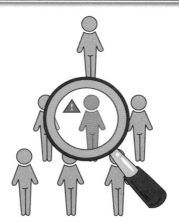

PAH 相关基因（*BMPR2* 或其他相关基因）突变携带者

IPAH 及遗传性 PAH 患者亲属

结缔组织病患者（尤其是系统性硬化症患者）

先天性心脏病患者

门脉高压患者

HIV 感染者

静脉血栓栓塞症患者

5 肺高血压的病理生理

　　肺高血压主要病理生理学特征是静息状态下肺动脉压力升高,同时合并不同程度右心功能衰竭。除了大的弹性主肺动脉、肺叶动脉和肺段动脉僵硬度升高,PAH 主要归因于发生在远端肌型动脉(直径< 500μm)的病变 [中膜肥大 / 增生、内膜和外膜纤维化以及(原位)血栓病变和丛状病变]。左心疾病所致肺高血压则以肺静脉重构(静脉肌型化)为主,疾病晚期也可导致肺小动脉重构。PAH 中结缔组织病相关 PAH、遗传性出血性毛细血管扩张症相关 PAH,呼吸系统疾病和 / 或缺氧所致肺高血压,慢性血栓栓塞性肺高血压 (chronic thromboembolic pulmonary hypertension,CTEPH)及未知因素所致肺高血压可能同时累及肺动脉和肺静脉,部分患者甚至合并肺毛细血管扩张或增殖性改变。CTEPH 病理改变包括栓塞肺动脉血栓机化、内膜增生导致管腔狭窄甚至闭塞,另外未发生栓塞的肺动脉亦可出现重构,部分肺毛细血管出现增殖样改变,肺静脉内膜纤维性增厚导致管腔狭窄,甚至支气管动脉迁曲扩张等。在 PAH 进展过程中,出现肺动脉高压时,肺血管的阻力将变为原来的 4 倍或更高。肺血管的阻力变大,肺动脉压力增高,血液从右心室泵入肺血管就变得困难。此时右心室只能"加把劲",增大收缩的力度来维持有效的血液循环,刚开始还能勉强维持血液供应,也就是临床上的代偿期。但久而久之,右心室的壁会变厚,右心室会变大,并且逐渐无法满足机体的血液供应需求,临床上称为失代偿,此时右心也就相应出现功能障碍。通过肺部循环的血液减少,携带的氧气也减少。

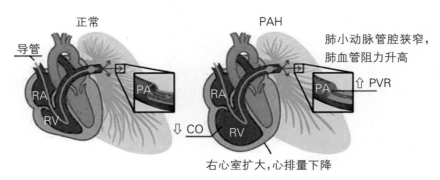

PAH 示意图

注:RA,右心房;RV,右心室;PA,肺动脉;CO,心排量;PVR,肺血管阻力。

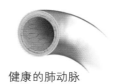

健康的肺动脉

变窄的肺动脉

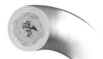

严重变窄的肺动脉

肺动脉病理改变

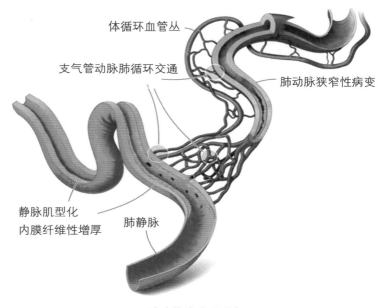

体循环血管丛

支气管动脉肺循环交通

肺动脉狭窄性病变

静脉肌型化
内膜纤维性增厚

肺静脉

肺动静脉病理改变

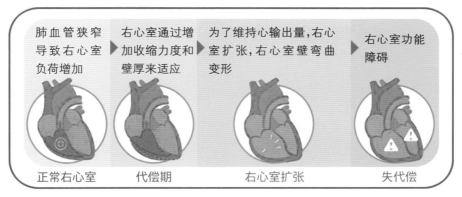

右心衰竭是肺动脉高压患者住院 / 死亡的主要原因

肺血管狭窄导致右心室负荷增加	右心室通过增加收缩力度和壁厚来适应	为了维持心输出量,右心室扩张,右心室壁弯曲变形	右心室功能障碍
正常右心室	代偿期	右心室扩张	失代偿

出现肺高血压后右心室的变化

右心衰竭的发生是肺动脉高压患者住院的主要原因。不仅如此,对住院患者死亡原因进行分析发现,81%的患者都是因为右心衰竭死亡。

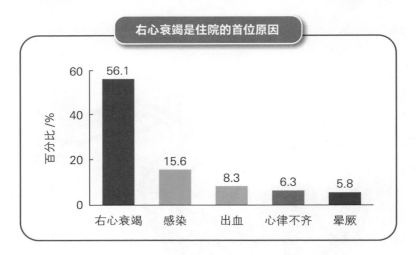

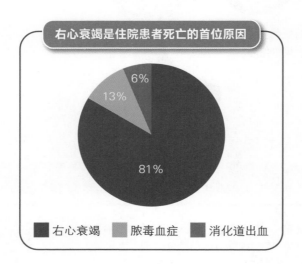

肺动脉高压病理生理动画视频
请扫描二维码

6 肺动脉高压的遗传学

基因突变是部分 PAH 患者发病最根本的病因,基因检测可从分子水平确诊 PAH。目前根据在疾病中起因果作用的证据水平对肺动脉高压相关基因进行分类,具有 12 个较高证据水平的基因:*BMPR2*、*EIF2AK4*、*TBX4*、*ATP13A3*、*GDF2*、*SOX17*、*AQP1*、*ACVRL1*、*SMAD9*、*ENG*、*KCNK3* 和 *CAV1*,5 个低证据水平的基因 *SMAD4*、*SMAD1*、*KLF2*、*BMPR1B*、*KCNA5*。我国学者于 2019 年、2020 年分别发现了 IPAH 致病基因 *BMP9*、*PTGIS*。

近年来,国外学者在 PAH 患者新发现了 *KDR*、*TNFRSF13B*、*FBLN2*、*PDGFD* 致病基因。

随着研究的进展,将会有更多的基因被发现,基因检测不仅可以帮助解释疾病的病因,并对其他家庭成员和未来子女的风险进行分级。

一个家族中如果有两名或两名以上肺动脉高压患者,则可诊断为家族性肺动脉高压,该种类型的肺动脉高压中,家族性肺高压患者中可能存在基因突变,可以在家族成员中遗传。子女遗传突变的概率是 50%。子女即便遗传了突变基因,其发病的可能性也仅为 10% ~ 20%。

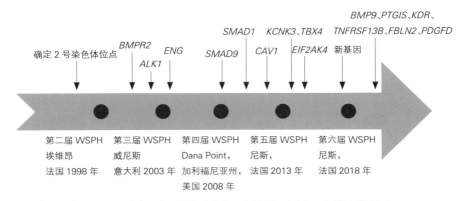

肺动脉高压相关基因发现历史

致肺动脉高压基因分类

高证据水平基因	低证据水平基因	最新发现基因
BMPR2，EIF2AK4，TBX4，ATP13A3，GDF2，SOX17，AQP1，ACVRL1，SMAD9，ENG，KCNK3，CAV1	*SMAD4，SMAD1，KLF2，BMPR1B，KCNA5*	*BMP9，PTGIS，KDR，TNFRSF13B，FBLN2，PDGFD*

7 肺高血压的临床症状、体征

7.1 临床症状

　　肺高血压早期没有特异性临床表现，绝大多数患者就诊时间明显延迟。早期可能仅表现为基础疾病相关症状，随着疾病的进展，出现右心功能衰竭症状，最常见症状为活动后气促，其他症状包括乏力、头晕、胸痛、胸闷、心悸、黑矇、晕厥等。合并严重右心功能不全者可出现腹胀、纳差、腹泻和肝区疼痛等。部分患者因肺动脉扩张引起机械压迫症状（如压迫左喉返神经引起声音嘶哑，压迫气道引起干咳，压迫左冠状动脉主干导致心绞痛等）；肺动静脉畸形破裂或代偿扩张的支气管动脉破裂可引起咯血。

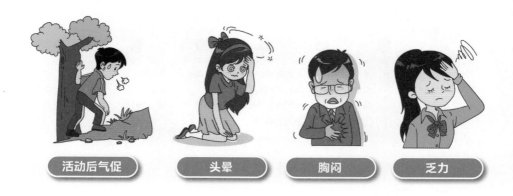

| 活动后气促 | 头晕 | 胸闷 | 乏力 |

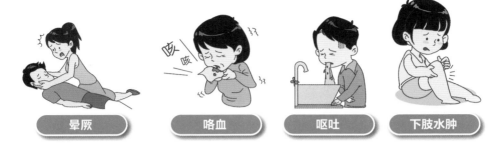

| 晕厥 | 咯血 | 呕吐 | 下肢水肿 |

肺高血压症状常为非特异性临床表现,临床上易出现漏诊、误诊、诊断延迟。

肺高血压常常诊断延迟

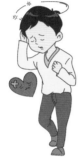
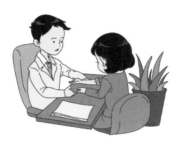
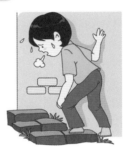

- 无特异性临床表现
- 常见症状为活动后气促、乏力、头晕、胸痛、胸闷、心悸等

- 绝大多数患者就诊时间明显延迟
- 至少 1/5 患者从症状出现至确诊时间超过 2 年

- >50% 特发性肺动脉高压患者确诊时 WHO 心功能为 Ⅲ～Ⅳ 级

7.2 临床体征

肺高血压患者除基础疾病相关体征,可出现缺氧引起的发绀、杵状指及右心衰竭体征,包括:下肢水肿、颈静脉充盈、颈静脉怒张、肝肿大、腹腔积液、三尖瓣听诊区杂音等。差异性发绀提示动脉导管未闭合并重度肺动脉高压。

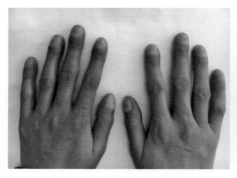

杵状指

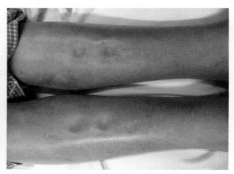

双下肢凹陷性水肿

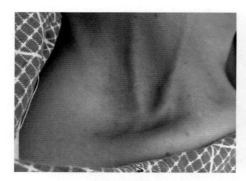

颈静脉怒张

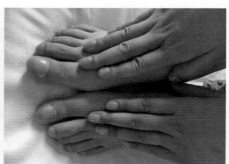

差异性发绀

发绀的原因是什么

血红蛋白是红细胞内运输氧气的一种蛋白质,由珠蛋白和血红素组成。血红蛋白通过与氧气结合,形成氧合血红蛋白,从而将氧气运输到全身各组织、器官,供细胞利用。血氧饱和度指血液中被氧气结合的血红蛋白(即氧合血红蛋白)容量占全部可结合的血红蛋白容量的百分比。正常情况下,大部分血红蛋白都能与氧气结合,形成氧合血红蛋白,因此正常的动脉血氧饱和度为95% ～ 98%。但当动脉血经过组织器官后,一部分氧气被细胞利用了,所以静脉血氧饱和度变为70% ～ 75%。通常氧合血红蛋白呈鲜红色,非氧合血红蛋白呈紫蓝色。但在病理状态下,当未被氧合的血红蛋白含量超过50g/L 时(正常情况下总的血红蛋白浓度为150g/L),皮肤和黏膜即呈青紫色改变,即发绀,其中以口唇、指(趾)、甲床比较明显。

杵状指的原因是什么

杵状指又称鼓槌指,发生在手指末端,表现为手指增宽、增厚,指甲突出,整个手指呈杵状。杵状指可能是由于手指末端组织缺氧,引起代偿性毛细血管增生、软组织肥大、结缔组织增生,杵状指的形成多和缺氧有关系。常见原因包括以下几方面。

(1)青紫型先天性心脏病:如法洛四联症、完全性肺静脉异位引流、三尖瓣闭锁等。

(2)呼吸系统疾病:最常见的是肺部慢性疾病和肺部肿瘤,如特发性肺纤维化、肺结核、肺气肿、脓胸、支气管扩张等。

(3)消化系统疾病:如克罗恩病、慢性溃疡性结肠炎、肠结核、阿米巴痢疾等。

(4)其他:特发性骨关节病以及某些中毒,如砷中毒、酒精中毒等,还可见于营养障碍性疾病。

为什么动脉导管未闭重度肺动脉高压会出现差异性发绀

动脉导管未闭的情况下,血液连续性左向右分流,由于长期大量主动脉高压的血流持续进入肺动脉及肺循环,形成肺动脉高压。长此以往,当肺动脉的压力超过主动脉时,左向右分流明显减少或停止,就会出现肺动脉的血液逆流入主动脉,出现差异性发绀。这是因为低血氧的肺动脉血经过未闭的动脉导管进入降主动脉,而上肢的血液来自高血氧的左心,即出现上半身青紫比较轻,下半身青紫比较重。

颈静脉怒张的原因是什么

颈静脉是右心房的压力计,可反映右心房压力及容积的变化。当右心衰竭、心包疾病、上腔静脉综合征等疾病导致右心房容量增加或压力升高时,静脉淤血、静脉压升高,上腔静脉回流受阻时可造成颈静脉怒张。

二 诊断与病情评估篇

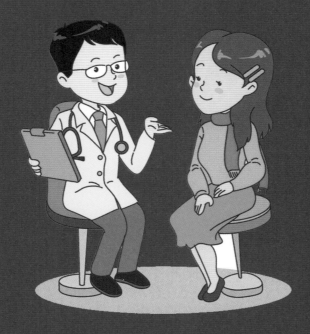

肺高血压通常需要做哪些检查

如怀疑患肺高血压,需立即进行多项检查,右心导管检查是确诊肺高血压的"金标准"

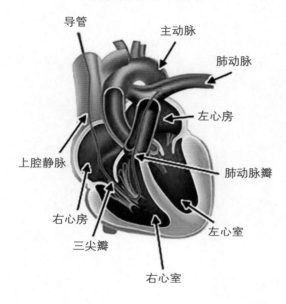

导管

主动脉

肺动脉

左心房

上腔静脉

肺动脉瓣

右心房

三尖瓣

左心室

右心室

以下是可能需要做的一些检查:
- 心电图
- 胸部 X 线平片,胸部 CT
- 超声心动图
- 心脏磁共振
- 呼吸功能检查和动脉血气分析
- 肺通气灌注显像
- 右心导管检查
- 睡眠呼吸检测
- 血液学检查及自身免疫抗体检测

为什么需要做这些检查

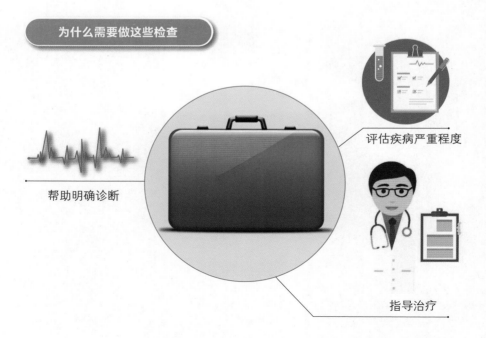

评估疾病严重程度

帮助明确诊断

指导治疗

如何评估肺高血压的严重程度

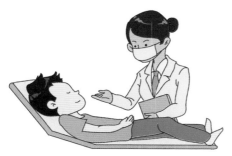

1. 临床评估

WHO 功能分级

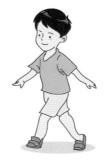

2. 运动试验

6 分钟步行距离

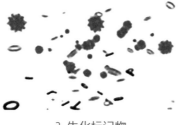

3. 生化标记物

NT-proBNP

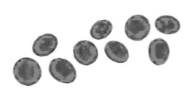

4. 血流动力学指标

右心房压（RAP）、心指数（CI）、混合静脉血氧饱和度（SvO_2）

每一项检查指标都可以分为三个风险等级

低风险　　**中等风险**　　**高风险**

1 心电图

　　肺高血压患者右心结构改变甚至影响左心结构，从而导致心脏在传导、心电向量上发生变化。典型心电图表现为电轴右偏、右心房扩大和右心室肥厚征象，合并左心疾病时表现为双心房增大征象。常合并快速型房性心律失常，如阵发性房性心动过速、心房扑动（房扑）、心房颤动（房颤）等。心电图可为肺高血压的诊断和预后判断提供重要信息，但不能作为诊断或排除肺高血压的依据。

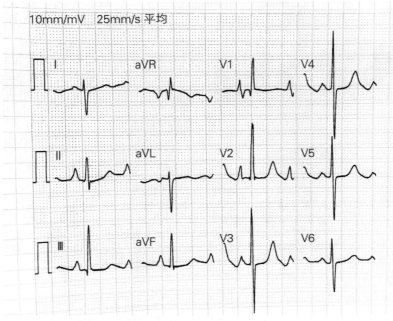

此心电图提示：电轴右偏、右心室肥厚、右心房扩大（肺性 P 波）

2 胸部 X 线平片

　　肺高血压患者胸部 X 线平片常见征象有肺动脉段凸出（膨隆超过 3mm）、右下肺动脉扩张（横径＞ 15mm），右心房、右心室扩大。合并左心疾病的肺高血压患者可有肺淤血表现，合并严重肺部疾病（慢性阻塞性肺疾病、肺间质疾病、胸廓畸形、胸膜改变表现）的肺高血压患者则有相应基础疾病表现，合并近端肺动脉闭塞或单侧肺动脉缺如患者往往提示病变侧肺门影变小以及相应区域肺血流明显减少或消失。但胸部 X 线平片正常并不能排除肺高血压。

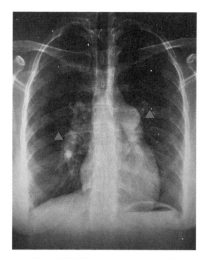
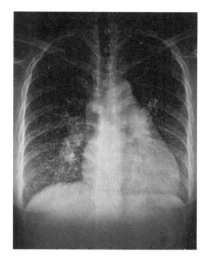

肺动脉段凸出、右下肺动脉扩张　　　　　双肺间质样改变

3　超声心动图

超声心动图是临床上最常用的肺高血压筛查诊断及病情评价方法,可进行以下 3 方面评估:①判断肺高血压:通过三尖瓣反流峰速估测右心室收缩压。②发现心内结构、功能异常或血管畸形等:如先天性心脏病、心脏瓣膜病等。③右心功能评估:二维超声心动图无法直接评估右心功能,但可通过右心房大小、三尖瓣环收缩期位移(TAPSE)、Tei 指数以及有无心包积液等间接评价,三维、四维超声心动图可提供更可靠的右心室容量和收缩功能测定结果。超声心动图诊断肺高血压的敏感度和准确度整体良好,但不能确诊肺高血压,估测值仍有误差,临床评估时应结合三尖瓣结构、三尖瓣反流信号强弱及其他支持征象综合评估,给出低度、中度、高度可能。

不合并肺动脉瓣狭窄及流出道梗阻情况时，

肺动脉收缩压 = 右心室收缩压（RVSP）

肺动脉收缩压 = 三尖瓣反流压力梯度 + 右心房压估计值

三尖瓣峰压力梯度
=4×（三尖瓣反流速度）^{2}
（Bernoulli 公式）

根据下腔静脉（IVC）直径和呼吸变化进行评估：

IVC 直径 <2.1mm 以及深吸气时塌陷大于 50% 提示正常的右心房压（3mmHg，一般 0 ～ 5mmHg）

当 IVC 直径≥2.1mm 同时深吸气时塌陷小于 50%（或平均吸气时小于 20%）提示右心房压在 15mmHg 左右（10 ～ 20mmHg）

以上两种情况中间一般估测右心房压为 8mmHg（5 ～ 10mmHg）

低度可能	三尖瓣反流速度 ≤ 2.8m/s，无其他超声心动图参数支持肺高血压
中度可能	• 三尖瓣反流速度 ≤ 2.8m/s，有其他超声心动图参数支持肺高血压 • 三尖瓣反流速度为 2.9 ～ 3.3m/s，无其他超声心动图参数支持肺高血压
高度可能	• 三尖瓣反流速度为 2.9 ～ 3.3m/s，有其他超声心动图参数支持肺高血压 • 三尖瓣反流速度 ≥ 3.4m/s，伴或不伴其他超声心动图参数支持肺高血压

4　呼吸功能检查和动脉血气分析

　　肺的功能主要包括通气功能和弥散功能。通气功能指肺通过胸廓的伸缩进而扩张和萎陷把空气吸入和废气排出的功能；弥散功能则指吸入肺泡中空气内的氧气进入身体血液内，同时将血液中的二氧化碳排出到肺泡中的能力。两者缺一不可，任何一项功能损害都会引起缺氧。

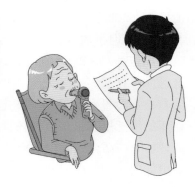

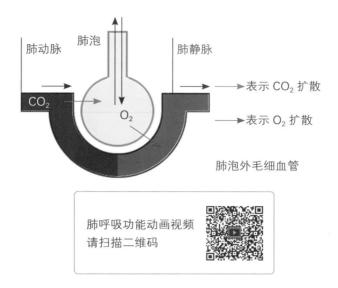

肺动脉　肺泡　肺静脉

CO_2　O_2

→ 表示 CO_2 扩散

→ 表示 O_2 扩散

肺泡外毛细血管

肺呼吸功能动画视频
请扫描二维码

呼吸功能检查有助于发现潜在的肺实质或气道疾病。PAH 患者通常有轻至中度外周小气道功能障碍,大部分患者弥散功能轻中度下降。IPAH 患者如一氧化碳弥散量(DLCO)显著降低(< 45% 预测值)往往提示心输出量明显降低,预示预后不良。此外,合并肺间质疾病、PVOD/PCH 以及部分 IPAH 患者(尤其是老年人且有大量吸烟史)DLCO 也会显著降低。肺容积减少往往提示存在胸廓畸形、胸膜增厚或肺间质纤维化等疾病。

轻症 PAH 患者动脉血气分析结果可完全正常,病情严重时由于过度通气可表现为低碳酸血症和轻度低氧血症,如合并严重低氧血症应考虑存在动静脉分流可能,如先天性心脏病或肺动静脉畸形。IPAH 患者动脉血二氧化碳分

动脉血气分析报告单

代号	项目	结果	单位	参考值	代号	项目	结果	单位	参考值
T	体温	37.0			AaDpO2	肺泡动脉氧分压差	22.9		
FIO2	吸氧浓度	21.0	%		RI	呼吸指数	44↑		10～30
pH	酸碱度	7.408			p50	p50	33.47		
pO2	氧分压	51.7↓	mmHg	80～100	a/ApO2	动脉肺泡氧分压比	69.3		
pCO2	二氧化碳分压	38.8	mmHg	35～45					
pH(T)	患者体温PH	7.408							
pCO2(T)	患者体温pCO2	38.8	mmHg						
pO2(T)	患者体温氧分压	51.7	mmHg						
sO2	氧饱和度	77.6↓	%	90～100					
HCO3-	碳酸氢根	24.0	mmol/L	23～27					
SBE	标准碱剩余	-0.1	mmol/L	-3～3					
tCO2(P)	血浆二氧化碳浓度	56.4							

氧分压降低

氧饱和度降低

压越低提示代偿性过度通气越严重,预后越差,氧分压和预后无明确相关性。部分肺高血压患者动脉血气分析可表现为氧分压降低而二氧化碳分压升高,提示存在气道梗阻,可由中枢性疾病(脊髓空洞症、睡眠呼吸暂停、神经肌肉系统疾病)和气道本身疾病(慢性阻塞性肺疾病等)所致。

5 肺通气灌注显像(肺 V/Q 显像)

解剖和生理

肺是气体交换的场所,由气道和肺血管系统组成。

肺灌注显像

静脉注射直径略大于肺毛细血管直径的放射性微粒,常用 $^{99}Tc^{m}$ 大颗粒聚合人体白蛋白($^{99}Tc^{m}$-MAA)。

显像与血流分布有关,并与动脉血流量成正比,若有血管阻塞,会出现局限性放射性分布稀疏或缺损。

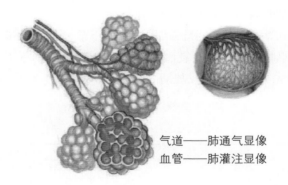

气道——肺通气显像
血管——肺灌注显像

肺通气显像

吸入放射性气体和气溶胶后观察它们在肺泡内的动态分布情况,称为通气显像。在吸入期、平衡期和清除期分别显像,气道阻塞者可见放射性潴留。气溶胶通常为超声或喷气雾化,进入肺泡后缓慢清除,根据放射性分布判断气道阻塞情况。

肺通气灌注显像是筛查 CTEPH 的重要手段。相比 CT 肺动脉造影,肺通气灌注显像敏感度更高。部分 PAH 和 PVOD/PCH 也可出现小的外周肺野节段性灌注缺失。因此,肺通气灌注显像阴性可排除肺动脉阻塞性疾病所致肺高血压,但阳性结果则不具特异性,需结合其他临床征象和影像学检查进一步明确诊断。

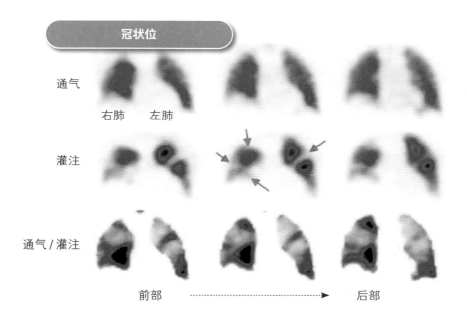

6　胸部 CT

胸部 CT 可提供关于心脏、血管、肺实质及纵隔病变的详细信息。CT 平扫发现以下征象提示肺高血压可能:肺动脉直径 ≥ 29mm;主肺动脉直径 / 升主动脉直径比值 ≥ 1.0;超过 4 个亚段的肺动脉直径 / 支气管直径比值 > 1。高分辨率 CT 也可为诊断肺实质、肺间质疾病和 PVOD/PCH 提供重要依据。PVOD 患者 CT 影像特征包括:肺间质水肿征象,弥漫小叶中心性磨玻璃影以及小叶间隔增厚,部分患者可合并纵隔淋巴结肿大。PCH 患者 CT 影像往往仅存在弥漫小叶中心性磨玻璃影,一般不合并小叶间隔增厚和纵隔淋巴结肿大。然而,临床上约 1/3 的 PAH 患者存在不同程度肺磨玻璃影征象,因此不能仅根据此征象进行诊断。

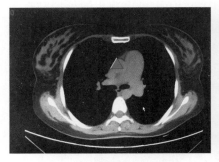
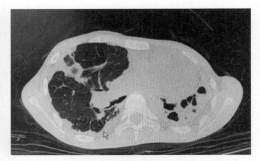

肺动脉内径增宽　　　　　左侧胸腔塌陷、左肺不张、右肺代偿性肺气肿
（肺结核病史）

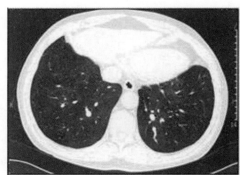
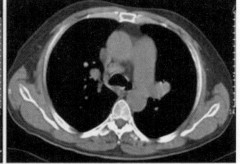

肺磨玻璃影,小叶间隔增厚,纵隔淋巴结肿大（PVOD）

　　CT 肺动脉造影是诊断肺血管畸形（肺动静脉瘘、肺动脉瘤、肺动脉夹层）和肺动 / 静脉阻塞性疾病（急性肺栓塞、CTEPH、大动脉炎、肺动脉肿瘤、纤维纵隔炎、肺静脉狭窄等）的关键技术手段之一。但对于外周肺动脉狭窄病变如外周型 CTEPH 或多发外周肺动脉狭窄患者,单纯进行 CT 肺动脉造影检查易漏诊。此外,心脏结构 CT 可准确评估肺高血压患者是否合并先天性心脏病,尤其是那些易被超声心动图漏诊的先天性心脏病,如特殊部位房间隔缺损（上腔静脉、下腔静脉或冠状静脉窦型）、部分肺静脉异位引流和双向分流动脉导管未闭等。

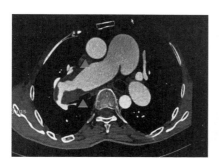

右肺动脉栓塞

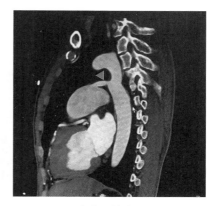

动脉导管未闭

7　心脏磁共振（MRI）

　　心脏磁共振是目前评价右心室大小、形态和功能的"金标准"。心脏磁共振可无创评估血流动力学状态、估测每搏量、心输出量、肺动脉弹性和右心室质量。对于疑似肺动脉阻塞性疾病患者，注射对比剂或无对比剂磁共振肺动脉造影都具有一定诊断价值，尤其适合一些临床特殊情况，如孕妇、肾功能不全或对含碘对比剂过敏者。

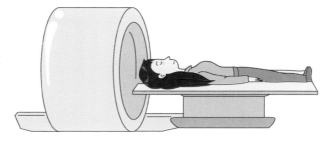

心脏磁共振
优点：可重复性高、准确性高
缺点：昂贵、无法广泛使用

右心室肥大的肺高血压患者　　　右心室衰竭终末期的肺高血压患者

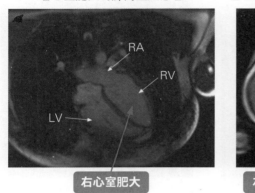

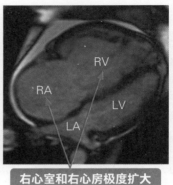

右心室肥大　　　　　　　　　右心室和右心房极度扩大

注:RV,右心室;LV,左心室;RA,右心房;LA,左心房。

8　睡眠呼吸监测

夜间低氧血症和阻塞性睡眠呼吸暂停是导致肺高血压的重要因素。对有可疑睡眠呼吸暂停症状、存在不明原因二氧化碳潴留的患者以及合并唐氏综合征的先天性心脏病患儿,应常规进行睡眠呼吸监测。

多导睡眠呼吸监测

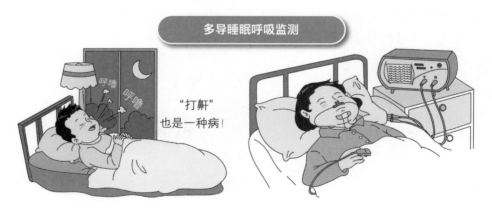

"打鼾"
也是一种病!

9 血液学检查及自身免疫抗体检测

血液学检查主要用于肺高血压病因筛查及器官损害情况判定。

常规检查项目：血细胞检查、肝功能、肾功能、甲状腺功能、风湿免疫抗体、肝炎病毒及艾滋病病毒抗体。

病因不明的儿童肺高血压患者：推荐进行同型半胱氨酸和血、尿有机酸代谢检测，用于排除甲基丙二酸尿症。

慢性血栓栓塞性肺高血压（CTEPH）患者：常规进行遗传性易栓症和获得性易栓症筛查，包括蛋白 S、蛋白 C 和抗凝血酶Ⅲ活性检测，以及抗磷脂抗体、狼疮抗凝物、同型半胱氨酸和肿瘤标志物检测。

所有肺高血压患者：均推荐在基线评估和后续随访过程中进行 N 端脑钠肽前体（NT-proBNP）或脑钠肽（BNP）检测，用于评估病情并指导治疗。

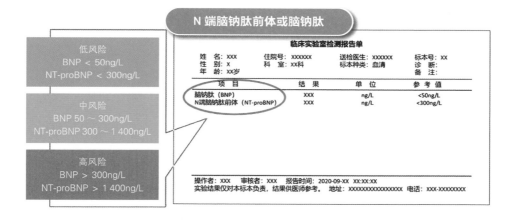

10 腹部超声

主要用于肺高血压病因筛查和病情严重程度评估。肺高血压患者如合并右心衰竭可出现严重肝、脾淤血，肝静脉扩张，腹腔积液等征象。对所有拟诊 IPAH 患者，尤其存在心输出量偏高时，应排除门脉高压（可继发于基础肝脏疾病或其他先天性疾病，如门脉海绵样变性等）或先天性肝外门体分流（Abernethy 畸形）等情况。对于存在明显鼻衄及家族史患者，应通过腹部超声筛查是否存在肝脏动静脉瘘,疑似遗传性出血性毛细血管扩张症时也应进行肝脏增强 CT 和头颅磁共振进一步检查。

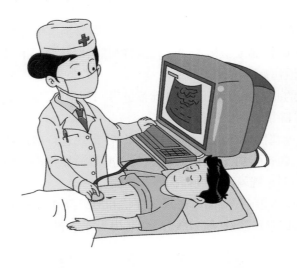

11 右心导管检查

右心导管检查(right heart catheterization,RHC)是确诊肺高血压的"金标准",也是进行鉴别诊断、评估病情和治疗效果的重要手段。

右心导管检查推荐意见

推荐意见	推荐级别	证据水平
RHC 推荐用于确诊肺动脉高压(第 1 类)和制定治疗方案	I	C
推荐肺高血压患者到肺高血压诊疗中心接受 RHC,具备专业技术,避免严重并发症	I	B
RHC 可用于评估肺动脉高压(第 1 类)药物治疗效果	IIa	C
RHC 适用于评估先天性心脏病分流患者是否应做矫正手术	I	C
RHC 适用于左心疾病所致肺高血压(第 2 类)或肺疾病所致肺高血压(第 3 类)患者是否考虑器官移植	I	C
当测量肺小动脉楔压(PAWP)不可靠时,应行左心导管检查测量左心室舒张末压(LVEDP)	IIa	C

续表

推荐意见	推荐级别	证据水平
RHC 适用于鉴别可疑左心疾病相关性肺高血压或肺疾病所致肺高血压,辅助治疗决策	Ⅱb	C
RHC 适用于确诊 CTEPH(第 4 类),辅助治疗决策	Ⅰ	C

右心导管检查怎么做

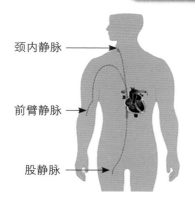

颈内静脉

前臂静脉

股静脉

右心导管检查

在局部通过选取股静脉或者颈内静脉或者前臂静脉为穿刺点,在导丝的引导下将检查导管先后进入上腔静脉→右心房→右心室→肺动脉

可测指标 [参考范围]

肺血管阻力(PVR)[1.25 ～ 3WU]

肺动脉平均压(mPAP)[15 ～ 25mmHg]

虽然是有创检查,但右心导管检查术较为安全,其并发症的发生率较低

右心导管检查动画视频
请扫描二维码

右心导管检查的结果怎么看

血液动力学参数及血氧饱和度		
血液动力学参数	基础	吸入伊洛前列素（20μg）后
心率（HR，mmHg）		
血压（BP，mmHg）		
上腔静脉压（SVC，mmHg）		
右心房压（RAP，mmHg）		
肺动脉压（PAP，mmHg）		
肺小动脉楔压（PAWP，mmHg）		
心输出量（CO，L/min）		
心指数（CI，1·min^{-1}·m^{-2}）		
肺血管阻力（PVR，WU）		
全肺阻力（TPR，WU）		
体循环阻力（SVH，WU）		
血氧饱和度（SaO$_2$%）		
上腔静脉		
右心房		
右心室		
肺动脉		
桡动脉		

> **注意看肺动脉平均压（mPAP）**
> 如：122/54/71mmHg
> 收缩压 舒张压 平均压
> 正常范围：< 25mmHg

> **注意看肺血管阻力（PVR）**
> 正常范围：< 3WU

看诊断结果

导管诊断

报告医师：	校对医师：

急性肺血管扩张试验：少数 PAH 由肺动脉痉挛引起，单独应用大剂量钙通道阻滞剂（CCB）可显著改善症状、血流动力学和长期预后。急性肺血管扩张试验是筛查此类患者的有效方法。尽管其他 PAH 亚类中也有少数患者符合急性肺血管扩张试验阳性标准，但难以从单纯钙通道阻滞剂治疗中持续获益。故仅推荐对 IPAH、家族性 PAH 和药物相关 PAH 患者首次右心导管检查时行急性肺血管扩张试验。

急性肺血管扩张试验药物与方法：用于试验的药物均为起效迅速、半衰期短的选择性肺血管扩张药物，包括吸入伊洛前列素、静脉泵入腺苷、吸入一氧化氮或静脉泵入依前列醇。目前国内主要应用吸入用伊洛前列素和腺苷进行检查。阳性患者 CCB 治疗 1 年应进行右心导管检查再评估。

急性肺血管扩张试验药物使用方法

药物	给药途径	半衰期	剂量范围	使用方法
伊洛前列素	雾化吸入	5～25min	10～20μg（装入雾化吸入装置剂量）	推荐空气压缩式雾化器，保证雾化颗粒大小适合沉淀于肺泡，直接应用伊洛前列素原液或进行 1∶1 稀释后使用，吸入 5～10min，观察 10～15min，测定肺动脉压力下降幅度最大值
腺苷	静脉泵入	<10s	50～200μg/(kg·min)	50μg/(kg·min) 起始泵入，每隔 2min 上调 25μg/(kg·min)，直至阳性或出现不能耐受的不良反应或最大剂量 [200μg/(kg·min)]
一氧化氮	吸入	15～30s	10～20ppm	吸入 5min
依前列醇	静脉泵入	3min	2～12μg/(kg·min)	2μg/(kg·min) 起始泵入，每隔 10min 上调 2μg/(kg·min)

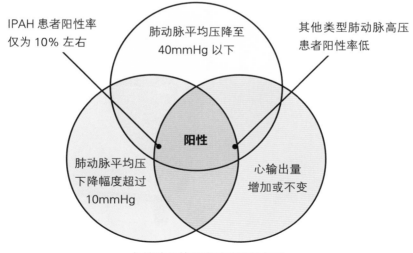

急性肺血管扩张试验阳性标准

肺动脉造影

　　肺动脉造影是评价肺血管形态及血流分布的重要手段。为清晰显示双侧肺动脉远端分支及肺动脉血流情况,对高度疑诊肺血管畸形或狭窄患者建议分别行双侧肺动脉造影,而对于段或亚段一级肺动脉病变为主的患者,则需进行超选择肺动脉造影。造影模式一般首选数字减影造影,能更好显示肺动脉外周灌注情况。但对于病情严重或其他原因无法配合屏气患者可直接按心脏造影模式进行。

12　肺动脉腔内影像技术

　　目前可采用的肺动脉腔内影像技术包括血管内超声(intravenous ultrasound,IVUS)和光学相干断层成像(optical coherence tomography,OCT),主要用于肺动脉腔内和管壁形态学评估和血管功能评价,现阶段主要用于慢性闭塞性肺血管病的鉴别诊断和指导介入治疗。

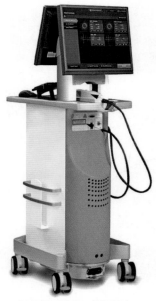

光学相干断层成像设备

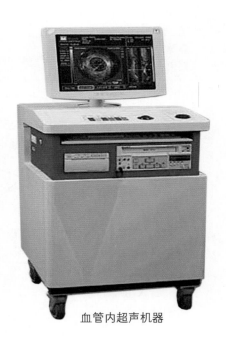

血管内超声机器

　　两种技术各有特点,OCT 清晰度更高,但景深较小,适合评价 5mm 以下肺动脉腔内形态。IVUS 清晰度虽然不足,但景深较大,更适合评价肺动脉血流功能及肺动脉机械性特征(包括血管顺应性、扩张性和弹性模量等)。CTEPH 患者行 OCT 检查可在狭窄血管内发现不同程度的内膜分隔影像,而且在肺动脉造影所见狭窄中几乎均可发现上述征象。而 IPAH 或结缔组织病相关 PAH 或大动脉炎累及肺动脉造成肺动脉狭窄患者,IVUS 或 OCT 影像主要表现为管壁内膜向心性增厚导致管腔面积减少。管壁增厚程度与肺动脉压和肺血管阻力呈正相关,肺动脉机械性能降低程度则与肺动脉压和肺血管阻力呈负相关。

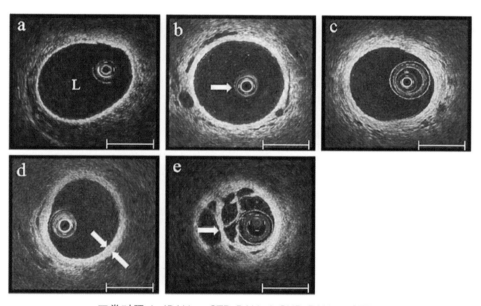

a,正常对照;b,IPAH;c,CTD-PAH;d,CHD-PAH;e,CTEPH。
b 图箭头:OCT 导管;d 图箭头:肺动脉内膜;e 图箭头:内膜分割影像。

肺动脉 OCT 成像

13　肺高血压诊断

建议对疑似肺高血压患者首先考虑常见疾病,如第 2 大类的左心疾病和第 3 大类的呼吸系统疾病,然后考虑 CTEPH,最后考虑 PAH 和未知因素所致。

■ 考虑疾病顺序

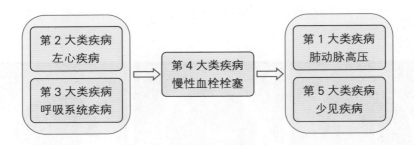

■ 相关疾病和 / 或危险因素

相关疾病	危险因素
● 先天性心脏病	● 家族史
● 结缔组织病	● 相关药物服用史
● HIV 感染	● 毒物接触史
● 门脉高压	
● 溶血性贫血	

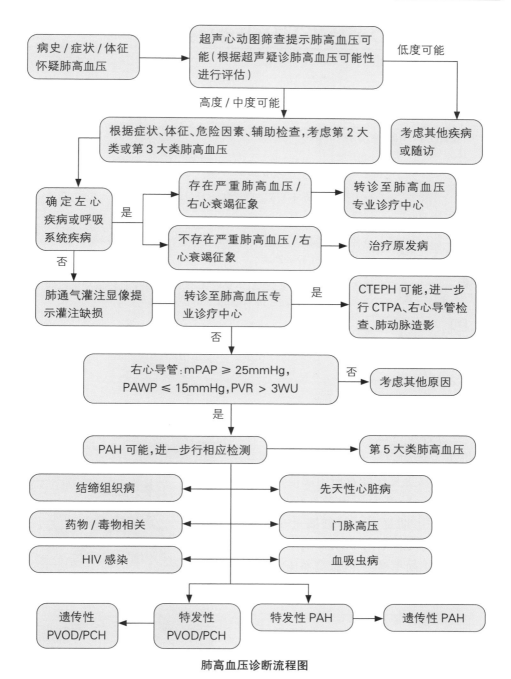

肺高血压诊断流程图

注:CTEPH,慢性血栓栓塞性肺高血压;CTPA,CT肺动脉造影;mPAP,肺动脉平均压;PAWP,肺小动脉楔压;PVR,肺血管阻力;PAH,肺动脉高压;HIV,人类免疫缺陷病毒;PVOD,肺静脉闭塞病;PCH,肺毛细血管瘤;1mmHg=0.133kPa。

14 WHO 心功能分级及运动功能评价

14.1 WHO 心功能分级

WHO 心功能分级分为四级。

WHO 心功能分级

	一级	患者体力活动不受限,日常体力活动不会导致气短、乏力、胸痛或黑矇
	二级	患者体力活动轻度受限,休息时无不适,但日常活动后会出现气短、乏力、胸痛或近乎晕厥
	三级	患者体力活动明显受限,休息时无不适,但低于日常活动量时即出现气短、乏力、胸痛或近乎晕厥
	四级	患者不能进行任何体力活动,有右心衰竭的征象,休息时可有气短和 / 或乏力,任何体力活动都可加重症状

14.2 6 分钟步行试验

6 分钟步行试验(6MWT)是一种客观评价患者运动耐量的方法,具有设备要求简单、经济、重复性好及便于规范化操作的优点。建议肺高血压患者首诊时均进行 6MWT,并定期复查。通过测量在平地快走 6 分钟的距离(6MWD),评估全身整体功能。6MWT 简单易行,是肺高血压常规检查之一。

6 分钟步行试验动画视频
请扫描二维码

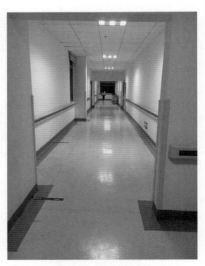

6 分钟步行试验走廊

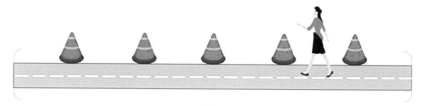

30m

6 分钟步行距离（6MWD）：患者在平坦道路上（一般是走廊）步行 6 分钟行走的最大距离。

| 6MWD > 440m 低风险 | 6MWD：165 ～ 440m 中风险 | 6MWD < 165m 高风险 |

14.3　心肺运动试验

　　心肺运动试验是一项从静息到运动整体定量评估心肺功能的重要检查方法。心肺运动试验测定方法在肺高血压人群中尚未统一，大多数诊疗中心使用递增斜坡方案。越来越多的证据支持心肺运动试验用于评价肺高血压患者运动功能受损、药物疗效及预后。

　　PAH 患者运动耐量、有氧代谢能力和通气效率明显受损，可表现为呼气末二氧化碳分压（PCO_2）降低，二氧化碳通气量（VE/VCO_2）升高，氧脉搏（VO_2/HR）和峰值氧摄取量（PVO_2）降低。PAH 患者 VE/VCO_2 斜率 ≥ 45、最大摄氧量（VO_2max）< 10.4ml/（min·kg）、呼气末二氧化碳分压（$PETCO_2$）< 20mmHg则预示临床恶化事件发生率明显升高，需要更加积极的药物干预。

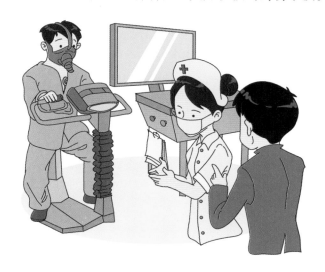

15 成人肺动脉高压患者危险分层

目前尚无单独指标能准确判断肺动脉高压患者病情和评估预后,需综合多个临床指标进行评估。《中国肺高血压诊断和治疗指南 2018》推荐使用简化的危险分层量表来预测患者长期预后。需强调,目前推荐的危险分层量表仅适用于成人肺动脉高压患者。其他类型肺高血压和儿童 PAH 尚缺乏统一的危险分层量表。因右心房压(RAP)、心指数(CI)、混合静脉血氧饱和度(SvO$_2$)需右心导管检查获得,平时应注意心功能分级、6min 步行距离及 NT-proBNP 指标。

成人肺动脉高压患者危险分层

指标	低风险	中等风险	高风险
WHO 心功能分级	Ⅰ级、Ⅱ级	Ⅲ级	Ⅳ级
6min 步行距离 /m	> 440	165 ~ 440	< 165
NT-proBNP/(ng·L^{-1})	< 300	300 ~ 1 400	> 1 400
RAP/mmHg	< 8	8 ~ 14	> 14
CI/(L·min^{-1}·m^{-2})	≥ 2.5	2.1 ~ 2.4	≤ 2.0
SvO$_2$/%	> 65	60 ~ 65	< 60
危险分层标准	至少 3 种低风险指标且无高风险指标	介于低风险和高风险之间	至少 2 个高风险指标,其中必须包括 CI 和 SvO$_2$

注:NT-proBNP,N 端脑钠肽前体;RAP,右心房压;CI,心指数;SvO$_2$,混合静脉血氧饱和度;1mmHg=0.133kPa。

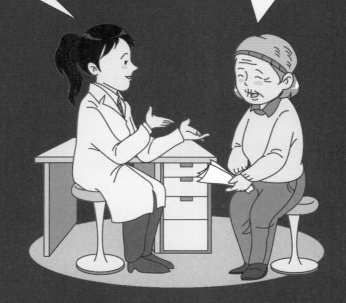

　　肺高血压患者的治疗方案要根据具体的病情来定。肺动脉高压以及部分慢性血栓栓塞性肺高血压患者能从靶向药物获益。左心疾病相关肺高血压,如高血压、冠心病、瓣膜性心脏病等导致左心功能不全所引发的肺高血压不能从靶向药物获益,甚至会加重心力衰竭,使病情恶化。第 3 大类呼吸系统疾病 / 缺氧所致肺高血压应积极治疗基础病,改善缺氧情况。对于慢性阻塞性肺疾病患者,在不解决气道通畅性和缺氧情况下给予靶向药物,有可能加重缺氧,导致病情恶化。

肺高血压患者的治疗方案包括以下四个方面,但具体方案需根据分类、病情等情况决定

一般性治疗	靶向药物治疗
● 避孕 ● 注意飞行 / 海拔问题 ● 避免剧烈运动 ● 康复和运动训练 ● 社会心理支持 ● 预防感染	● 内皮素受体拮抗剂 ● 5 型磷酸二酯酶抑制剂 ● 可溶性鸟苷酸环化酶激活剂 ● 前列环素类似物 ● 前列环素受体激动剂

支持性治疗	手术
● 口服抗凝药 ● 利尿剂 ● 氧气 ● 正性肌力药 ● 铁剂 ● 钙通道阻滞剂	● 房间隔造口术 ● 经充分药物治疗后症状没有缓解或恶化,可考虑肺移植和心肺联合移植

不同类型肺高血压治疗的策略不同

| 分类 | 治疗 |

肺动脉高压（PAH）
特发性 PAH
遗传性 PAH
药物毒物相关性 PAH
相关因素所致 PAH

前列环素类
内皮素受体拮抗剂
5 型磷酸二酯酶抑制剂
鸟苷酸环化酶激动剂
前列环素受体激动剂

肺静脉闭塞病 / 肺毛细血管瘤

使用上述药物要小心

左心疾病所致肺高血压

ACEI、ARB、ARNI、β 受体阻滞剂、瓣膜置换、其他

呼吸系统疾病和 / 或缺氧所致肺高血压

改善通气、长期氧疗

肺动脉阻塞性疾病所致肺高血压

肺动脉内膜剥落术、经皮肺动脉球囊成形术,利奥西呱

未知因素所致肺高血压

无建议

PAH 要达到什么治疗目标

治疗目标:快速达到并维持低风险状态

	预计决定因素 （估计一年死亡率）	低风险 < 5%
A	WHO FC	I , II
B	6MWD	> 440m
C	血浆 NT-proBNP/ BNP 水平	BNP < 50ng/L NT-proBNP < 300ng/L
D	RAP、CI 或 SvO$_2$ 两者中较差的指标	RAP < 8mmHg CI ≥ 2.5L/(min·m^2) 或 SvO$_2$ > 65%

低风险状态通常表现为:
- 运动能力良好
- 生活质量更好
- 心脏功能良好
- 死亡风险降低

注:低危患者:至少三类参数处于低风险、无高风险参数。

FC,心功能分级;6MWD,6 分钟步行距离;NT-proBNP,N 端脑钠肽前体;BNP,脑钠肽;RAP,右心房压力;CI,心指数;SvO$_2$,混合静脉血氧饱和度。

维持低风险状态有什么好处

维持低风险状态显著延长患者生存时间

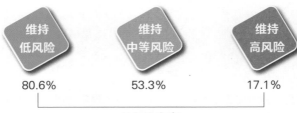

维持
低风险

维持
中等风险

维持
高风险

80.6%   53.3%   17.1%

5 年生存率

1 氧疗

什么时候需要吸氧

外周血氧饱和度 < 91% 或动脉血氧分
压 < 60mmHg 时建议吸氧

目标应该是在休息、运动和睡眠时达到
血氧饱和度 > 92%

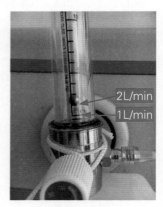

2L/min
1L/min

吸氧湿化瓶刻度的观察方法

如何进行家庭氧疗

家庭氧疗的氧源通常以压缩氧气瓶为主，采用鼻塞给氧法

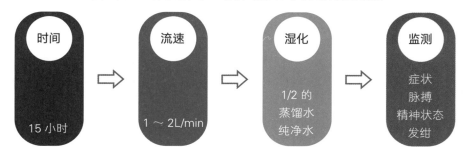

时间	流速	湿化	监测
15 小时	1 ～ 2L/min	1/2 的蒸馏水 纯净水	症状 脉搏 精神状态 发绀

合理选择吸氧时间，肺部疾病相关肺高血压患者每日应给予15 小时以上的氧疗

注意控制氧气流量，一般为 1 ～ 2L/min，且应调好流量再使用

低流量给氧一般应用气泡式湿化瓶，湿化瓶内应加 1/2 的蒸馏水或纯净水

监测用氧效果：自觉症状改善；呼吸频率、深度；脉搏减慢；精神状态好转，发绀减轻

居家吸氧的注意事项

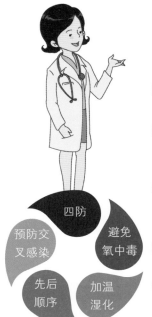

1 四防
防震、防热、防火、防油

2 避免氧中毒
如呼吸困难减轻，心率正常，氧疗有效，否则应寻找原因，必要时就诊

3 加温和湿化
氧疗时注意加温和湿化，避免吸入干冷的氧气刺激损伤气道黏膜

4 注意先后顺序
先调好流量再戴鼻导管，停用时先取下鼻导管再关氧气

5 定期消毒，预防交叉感染
定期消毒吸氧装置，防止吸氧管污染和堵塞，防止交叉感染

家用制氧机的注意事项

问:医用制氧机是不是比家用制氧机好?

答:不是,它们都可用于家庭制氧。

誤区 1　不了解各种制氧机的区别

很多消费者误以为"医用制氧机"特指医疗机构使用,家庭使用的应该买"家用制氧机"。事实上,"医用制氧机"是相对于"工业制氧机"而言,无论是"家庭制氧机"还是"医用制氧机",都可以用于家庭氧疗。

问:制氧机是普通家电吗? 可以在网上随意购买吗?

答:不是,需要购买获得医疗器械注册证的制氧机。

誤区 2　不了解制氧机的医疗器械属性

有些消费者不了解制氧机的医疗器械属性,只把其当做普通的家用电器或保健器械购买使用。

一些制氧机制造商或经销商打着"家用""保健"的旗号,在未获得医疗器械注册证或经营许可证的情况下进行生产或销售。

肺高血压患者的日常生活中,合并慢性阻塞性肺疾病(COPD)、支气管扩张症有痰的患者,还需注意排痰,注意肺功能锻炼。

叩击排痰怎么做

叩击排痰的操作步骤

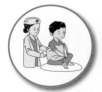

1.协助患者采取坐位或侧卧位。

2.操作者五指并拢呈弓形,腕关节发力,在患者后背以 60～80 次 /min 的频率,由下而上、由外至内单手叩击。

3.每次5～10min,叩击完一次可换另一侧。

4.叩击完毕后,患者深呼吸3～5次,身体略向前倾,腹肌用力收缩,深吸气屏气3～5秒后再咳嗽,尝试用力将痰咳出,若未咳出则重复上述步骤。

5.咳嗽后注意心率、有无缺氧,如果心率增加 20 次 /min,喘息、缺氧则应该暂缓咳嗽,并予以吸氧。

叩击排痰的注意事项

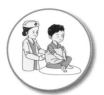

1. 叩击的时间应选择饭前30分钟或饭后2小时进行，每次5～10分钟，若痰液较多可增加次数。

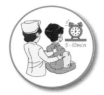

2. 叩击排痰过程中，注意观察患者面部表情、生命体征及咳嗽咳痰情况，发现呼吸困难等情况应立即停止操作。

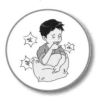

3. 叩击排痰后，嘱患者漱口，清洁口腔，并注意观察痰液的颜色及性状。

叩击排痰动画视频请扫描二维码

肺功能锻炼怎么做

缩唇呼吸

体位

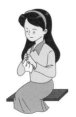

半坐卧位或站立位

动作

双手持薄纸巾正前方，距口唇15～20cm，闭口经鼻吸气，之后通过缩唇（吹口哨样）缓慢呼气见薄纸巾缓缓飘起即可

频率

吸气∶呼气＝1∶2或1∶3
每分钟8～10次
每次持续1～15分钟
每天3～4次

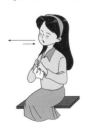

要领剖析

1. 呼出气流能使距离口唇 15 ～ 20cm 的蜡烛火苗倒向对侧不灭为宜。

2. 双手伸直,拿一张薄纸巾置于正前方,缩唇对其呼气,可见纸巾飘起即可。

缩唇呼吸动画视频
请扫描二维码

腹式呼吸

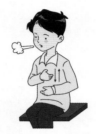

体位

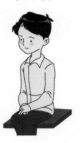

站立位、平卧位、半坐卧位

双手分别放于前胸部和上腹部,用鼻缓慢吸气时,腹部凸出,手感腹部向上抬起;呼气时用口呼出,手感腹部下降

动作

频率

吸气:呼气 =
1:2 或 1:3
每分钟 8 ～ 10 次
每次持续 1 ～ 15 分钟
每天 3 ～ 4 次

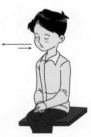

腹式呼吸动画视频
请扫描二维码

要领剖析

1. 腹式呼吸无论是呼出还是吸入都要求缓慢深长。

2. 循序渐进练习,不要太刻意用力。

3. 不要在饭后练习,腹式呼吸会挤压腹部脏器。

吹气球训练

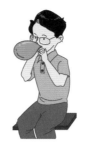

体位

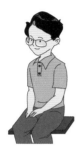

半坐卧位或半卧位

先深吸气后含住气球,尽量把肺内气体吹进气球;吹气球时,患者用力呼气,提高气管内压,防止小气道过早闭合

动作

频率

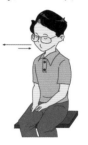

吸气:呼气 =
1:2 或 1:3
每次重复 5～6 回
每天 3～4 次

吹气球训练动画视频
请扫描二维码

2 利尿剂

失代偿右心衰竭往往合并水钠潴留,表现为中心静脉压升高、肝淤血、腹腔积液和外周水肿。利尿剂可有效改善上述症状。但临床上对容量不足,尤其心导管测定右心房压力偏低,超声心动图提示左心室严重受压且血压偏低的患者,应谨慎使用利尿剂。常用利尿剂包括袢利尿剂和醛固酮受体拮抗剂。

应用利尿剂时应监测肾功能和血生化指标,避免出现电解质紊乱和血容量下降引起的肾前性肾功能不全。

为什么要利尿治疗

心脏像一个将血液运送至全身各处的水泵,一旦出现心力衰竭,泵血能力就会不足。

心力衰竭患者心脏泵血功能不到正常人的一半,为了减轻心脏负荷,需要长期在专科医生指导下利尿治疗,千万不可自行调节剂量。

定期到医院随访,专科医生会根据患者心力衰竭指标、心功能分级、身体状况及 24 小时出入量调整利尿剂和其他药物的剂量。

建议日间服药,避免影响休息。

定期监测电解质情况,重点观察血清钾、钠、钙、氯等。

利尿治疗期间为什么要补钾治疗

利尿治疗导致大量电解质(血清钾、钠、钙、氯)丢失。

心力衰竭患者进食量少,电解质摄入量不足。

血钾低导致心律失常、洋地黄中毒等严重危害。常见低钾血症症状包括心慌、乏力、呼吸困难、腹胀、便秘、肠梗阻等。

补钾:每天口服氯化钾;进食含钾、钙、镁等丰富的食物,含钾高的食物有鲜蚕豆、马铃薯、山药、菠菜、苋菜、海带、紫菜、黑枣、杏、杏仁、香蕉、橙子、黑木耳、核桃、花生、青豆、黄豆、绿豆、毛豆、羊腰、猪腰等。

心力衰竭患者为什么要记录 24 小时出入量

医生需要根据患者 24 小时出入量、病情、检查结果等综合评估患者病情,合理调整强心剂、利尿剂等药物剂量

因此,心力衰竭患者记录 24 小时出入量十分重要,患者或家属应规范记录。

24 小时入量	24 小时出量
早上 7:00 到次日 7:00 24 小时内口服的固体、液体食物量及静脉补液量	**24 小时的总尿量** 胸腔积液引流量、腹腔积液引流量、心包积液引流量、呕吐量、咯血量及大便量等

3 **强心剂**

地高辛可改善 PAH 患者心输出量,但长期疗效尚不清楚。对合并快速型房性心律失常患者可考虑应用地高辛控制心室率。地高辛不良反应与注意事项如下。

强心苷类药物的毒性反应

(1)胃肠道反应:最常见的早期中毒症状,包括厌食、恶心、呕吐及腹泻等。

(2)中枢神经系统反应:眩晕、头痛、失眠、倦怠及谵妄等。出现黄绿视及视力不佳(为中毒先兆,是停药指征)。

(3)心脏反应(最严重):心律失常,室早二联律发生风险为 33%(为中毒先兆,是停药指征);房室传导阻滞;窦缓(为中毒先兆,是停药指征)。

地高辛使用注意事项

(1)药物排泄缓慢,易蓄积中毒,应注意服药史,按具体情况调整用量。

(2)药物治疗量和中毒量之间相差很小,个人对其耐受性和消除速度差异较大,需根据病情、制剂、疗效及其他因素摸索最佳剂量。

(3)用药期间应注意随访检查:①心电图;②血压;③心率及心律;④心功能监测;⑤血电解质尤其注意钾、钙和镁;⑥肾功能;⑦疑似洋地黄中毒时应停药,及时就诊并进行相应处理,测定地高辛血药浓度。

4 **抗凝剂**

CTEPH 患者需终身抗凝治疗,对 IPAH、遗传性 PAH 和减肥药相关 PAH 患者的抗凝治疗,指南中为Ⅱb 推荐,可以考虑使用,但有效性证据不充分,建议根据血栓形成、血栓形成高危因素和出血风险综合评估。其他类型肺高血压尚无证据支持抗凝治疗可使患者获益。但合并矛盾性栓塞的艾森曼格综合征以及合并肺动脉原位血栓形成的患者需酌情抗凝治疗。

5 铁剂

缺铁在 PAH 患者中较为普遍,可使 PAH 患者运动耐量下降,病死率增加,并且这种铁缺乏与贫血无关。铁缺乏患者可考虑铁替代治疗,推荐静脉注射铁剂。

6 钙通道阻滞剂治疗

需强调,只有急性肺血管扩张试验阳性的 PAH 患者可单独使用大剂量钙通道阻滞剂治疗,心率偏快首选地尔硫䓬,心率偏慢则首选硝苯地平或氨氯地平。治疗此类 PAH 患者所需靶剂量往往较大:硝苯地平 120 ～ 240mg/d,地尔硫䓬 240 ～ 720mg/d,氨氯地平 20mg/d。先给予常规起始剂量,观察患者血压、心律、心率、心电图及症状变化,逐渐增加至最大耐受剂量,并定期随访。

注意事项 至少每 3 个月进行 1 次超声心动图检查。建议服药 1 年后复查右心导管,如患者 WHO 心功能稳定在Ⅰ、Ⅱ级,右心结构和功能基本正常,右心导管测定肺动脉压力正常或接近正常(mPAP ≤ 30mmHg),可判断患者对钙通道阻滞剂治疗持续敏感,可继续长期治疗。如不满足上述标准,需考虑逐渐转换为 PAH 靶向药物治疗。

7 其他心血管疾病治疗药物

除左心疾病所致肺高血压外,不建议对其他类型肺高血压患者应用血管紧张素转换酶抑制剂(ACEI)/ 血管紧张素Ⅱ受体阻滞剂(ARB)/ 血管紧张素受体脑啡肽酶抑制剂(ARNI)、β 受体阻滞剂、硝酸酯类药物和伊伐布雷定等药物。特殊情况需应用时应严密监测患者血压、心率和症状,避免 PAH 靶向药物和上述药物合用产生严重不良反应。

8 肺动脉高压靶向药物

靶向治疗是针对肺动脉高压发病过程采用的药物治疗,药物针对特定的致病要素,进攻特定"靶点",称为靶向药物。目前肺动脉高压靶向药物治疗主要针对内皮素受体通路、一氧化氮通路和前列环素通路。靶向治疗能改善活动耐力,明显延长 PAH 患者生存时间。

根据对肺动脉高压分子机制的了解,已知在致病过程中存在三大信号通路:内皮素受体通路、一氧化氮通路、前列环素通路。

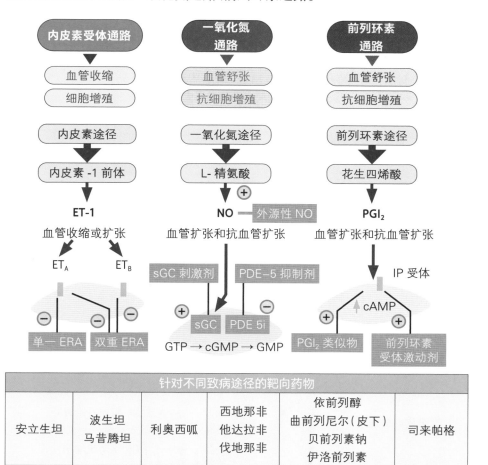

针对不同致病途径的靶向药物					
安立生坦	波生坦 马昔腾坦	利奥西呱	西地那非 他达拉非 伐地那非	依前列醇 曲前列尼尔(皮下) 贝前列素钠 伊洛前列素	司来帕格

注:cAMP,环磷酸腺苷;cGMP,环磷酸鸟苷;GTP,鸟苷三磷酸;NO,一氧化氮;PDE 5i,5 型磷酸二酯酶抑制剂;PGI_2,前列环素;sGC,可溶性鸟苷酸环化酶。

靶向治疗途径及相应靶向药物

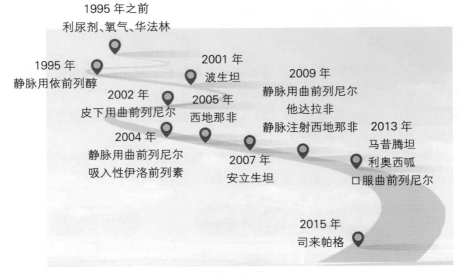

1995 年之前
利尿剂、氧气、华法林

1995 年
静脉用依前列醇

2001 年
波生坦

2009 年
静脉用曲前列尼尔
他达拉非
静脉注射西地那非

2002 年
皮下用曲前列尼尔

2005 年
西地那非

2013 年
马昔腾坦
利奥西呱
口服曲前列尼尔

2004 年
静脉用曲前列尼尔
吸入性伊洛前列素

2007 年
安立生坦

2015 年
司来帕格

PAH 靶向药物发展史

8.1 内皮素受体拮抗剂

内皮素是什么

内皮即血管的内壁。

血管是一个分外膜、中膜、内膜三层的膜结构。内膜也就是内皮,除了控制血管和器官组织的物质交换,还有分泌功能。

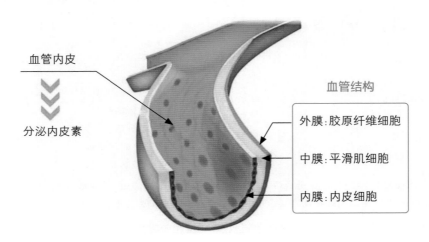

血管内皮

↓↓↓

分泌内皮素

血管结构

外膜:胶原纤维细胞

中膜:平滑肌细胞

内膜:内皮细胞

内皮素是内皮分泌物的一种。

内皮素的最早发现起源于 1988 年，由日本学者柳泽正史在猪主动脉内皮细胞上分离得到，该研究结果发表在 *Nature* 上，被命名为"内皮素"。

内皮素具有强大的促使血管收缩功能，是最强的内源性缩血管剂。

内皮素的生理功能

内皮素可以促进细胞增殖、血管变厚，还可促进血管的炎症和纤维化。除此之外，还有强大的促进血管收缩功能。

了解其这些生理功能后不难发现，这些变化都会促进血管变狭窄，压力增高。科学研究证实，内皮素在肺动脉高压的发生发展中起重要作用。在肺动脉高压病理状态下，内皮素过量表达，进一步促进肺动脉高压恶化。

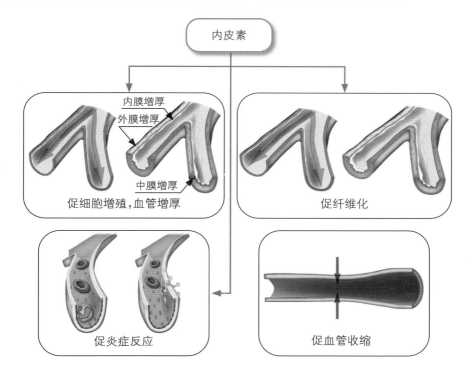

内皮素受体是什么

内皮素受体(ET),顾名思义就是接受内皮素的物质,可以与内皮素结合使其发挥生理功能。内皮素受体拮抗剂(ERA)是一类治疗肺动脉高压药物的总称。ERA 可以通过干预内皮素途径,抑制血管收缩和纤维化达到治疗肺动脉高压的效果。目前,临床上用于治疗肺动脉高压的 ERA 类药物包括波生坦、安立生坦、马昔腾坦。

需注意:由于内皮素受体拮抗剂有潜在致畸作用,因此在开始治疗前必须排除妊娠。治疗过程以及停药后 1 个月内,应使用合适的避孕方法进行避孕,每月都进行妊娠测试。此外,此类药物可对精子的生成产生不良作用,导致精子计数下降。

波生坦:波生坦是一种双重内皮素受体拮抗剂。目前,还可用于治疗儿童 PAH。

推荐用法:口服,成人 62.5 ～ 125mg,每日 2 次;儿童剂型波生坦分散片,用量根据体重为 16 ～ 64mg,每日 2 次。

注意事项:波生坦引起肝转氨酶升高的概率为 6% ～ 10%,且有导致贫血和外周浮肿的风险。治疗期间应监测肝功能和血常规,尤其是治疗开始的前 3 ～ 6 个月。此类药物有潜在致畸作用,育龄妇女须严格避孕。不可与格列本脲或环孢素 A 联合使用。

安立生坦:安立生坦是一种高选择性内皮素 A 受体拮抗剂。

推荐用法:口服,成人 5 ～ 10mg,每日 1 次;儿童 1.25 ～ 2.5mg,每日 1 次。

注意事项:安立生坦最常见的不良反应是外周水肿,大多数患者为轻度到中度,仅有 1.6% 的患者长期服用安立生坦会发生重度外周水肿。服用安立生坦治疗期间无须常规监测肝功能,依据临床情况复查,但不建议中度或重度肝功能损害患者使用安立生坦。此类药物有潜在致畸作用,服用期间须严格避孕。

马昔腾坦:马昔腾坦是一种新型组织靶向性并具有高度亲脂性的双重内皮素受体拮抗剂。

推荐用法:口服,成人 10mg,每日 1 次;儿童暂无推荐。

注意事项:马昔腾坦严重不良反应为贫血,须严密监测血常规,不推荐严重贫血患者服用。无须常规监测肝功能。使用前几周部分患者会出现水肿 / 体液潴留,发生率为 21.9%。此类药物有潜在致畸作用,服用期间须严格避孕。应避免与 CYP3A4 强效抑制剂(如伊曲康唑、酮康唑、伏立康唑、克拉霉素、泰利霉素、奈法唑酮、利托那韦和沙奎那韦)合用。当 HIV 感染者必须使用 CYP3A4 强效抑制剂治疗时,须选择其他肺动脉高压治疗药物。

注意:使用 ERA 治疗后发生外周水肿时,患者需要使用利尿剂,限制液体摄入,如体液潴留进一步发展,应进一步评估以明确病因(如药物或潜在心力衰竭),必要时进行特殊治疗或中断 ERA 治疗。

8.2 **5 型磷酸二酯酶抑制剂**

肺血管包含大量 5 型磷酸二酯酶,而 5 型磷酸二酯酶是环磷酸鸟苷(cGMP)的降解酶,其抑制剂可通过 NO/cGMP 通路发挥血管舒张作用。西方国家已批准西地那非和他达拉非用于成人 PAH 的治疗。2020 年 2 月我国已批准西地那非用于 PAH 患者的治疗,由于其疗效可靠、价格便宜,已成为我国 PAH 的一线治疗药物。西地那非是首个批准用于 PAH 治疗的 5 型磷酸二酯酶抑制剂。他达拉非是目前上市的 5 型磷酸二酯酶抑制剂中唯一的长效制剂。

推荐用法

西地那非:口服,成人 20 ～ 80mg,每日 3 次。儿童年龄 < 1 岁,0.5 ～ 1mg/(kg·d),分 3 次口服;体重 < 20kg,10mg,每日 3 次,口服;体重 > 20kg,20mg,每日 3 次,口服。

他达拉非:口服,成人 40mg,每日 1 次,推荐 10 ～ 20mg 每日 1 次起始;儿童 2.5 ～ 10mg,每日 1 次。

注意:使用 5 型磷酸二酯酶抑制剂过程中应避免与硝酸酯类和鸟苷酸环化酶激动剂等药物合用,以免引起严重低血压。

常见不良反应主要源于其血管舒张作用(如头痛、潮热和鼻衄)和对其他非 5 型磷酸二酯酶的抑制作用(肌肉疼痛和视觉障碍)等。上述不良反应往往为轻度至中度,且具有剂量依赖性,绝大部分患者可逐渐耐受。

8.3 **前列环素类似物**

前列环素可刺激腺苷酸环化酶,使平滑肌细胞内 cAMP 浓度升高,进而扩张血管。前列环素是目前最强力的内源性血小板聚集抑制剂,且具有细胞保护和抗增殖作用。

依前列醇:依前列醇是首个人工合成的前列环素类似物,半衰期短(3～5分钟),需要应用持续输注装置通过深静脉持续泵入。依前列醇是目前 WHO 心功能Ⅳ级 PAH 患者的首选治疗药物。

推荐用法:静脉泵入,2～4ng/(kg·min)起始,一般推荐剂量 20～40ng/(kg·min),最大可至 100ng/(kg·min)以上。

严重不良反应主要包括输送系统异常、局部感染、导管阻塞和败血症。由于依前列醇半衰期极短,突然停药可能出现病情加重、恶化甚至死亡。目前已有改良的依前列醇剂型,室温下稳定时间明显延长(可达 8～12 小时),该药即将在我国上市。

伊洛前列素:伊洛前列素是一种化学性质稳定的前列环素类似物,为可雾化吸入剂型,也可静脉泵入。吸入伊洛前列素起效迅速,肺血管选择性好,对体循环影响较小。由于吸入伊洛前列素起效快速(2～5 分钟),不仅可作为急性肺血管扩张试验用药,也可用于肺动脉高压危象的抢救。

推荐用法:雾化吸入,成人 10～20μg,每 6 小时 1 次;儿童暂无推荐。静脉泵入,0.5～4.0ng/(kg·min)。

吸入伊洛前列素需配备合适的雾化吸入装置(推荐压缩雾化器),以便雾化颗粒高效沉积于肺泡。

吸入伊洛前列素常见的不良反应包括面部潮热、下颌疼痛、低血压和咳嗽(气道高反应状态)。伊洛前列素亦可通过静脉泵入,用于治疗严重右心衰竭的 PAH 或 CTEPH。

曲前列尼尔:曲前列尼尔是一种在室温下相对稳定、半衰期较长的人工合成前列环素。曲前列尼尔有多种剂型,可通过皮下或静脉持续注射,也可通过吸入或口服给药。在治疗中逐渐增加到耐受剂量,应避免突然停止输注。

推荐用法:皮下和静脉注射,1.25ng/(kg·min)起始,逐渐增加至推荐剂量 20～40ng/(kg·min)。

皮下注射曲前列尼尔最常见的不良反应为注射部位疼痛和消化系统症状,其次为面部潮热和头痛等。其中注射部位疼痛和消化系统症状是我国患者停药的最主要原因。出现明显不良反应的患者可考虑减缓加量速度,并适当对症治疗。

曲前列尼尔皮下用药护理

（1）局部反应

疼痛反应
疼痛反应一般在更换新输注部位后 12 小时开始出现

疼痛一般在第 2 ～ 5 天最严重
患者反馈，新输注部位的局部疼痛在第 2 ～ 5 天最严重

第 7 天后几乎不再疼痛或仅有轻微疼痛
大部分患者在第 7 天后几乎不再疼痛或仅有轻微不适，并长时间维持这种状态

部分患者不感觉疼痛
每 100 例接受治疗的患者中有 8 ～ 18 例反馈任何时间均没有任何疼痛现象

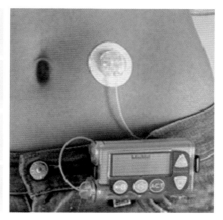

常见局部不良反应为红、肿，周围皮肤发红、发热，一般不需要处理，一周左右症状就会改善，必要时可用冷毛巾湿敷。

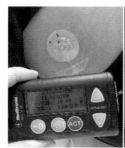 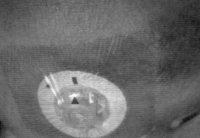 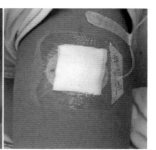

日常护理注意事项

检查：做好皮肤清洁。使用酒精进行穿刺处及周围皮肤消毒。请牢记：储药器 3 天更换一次，透明贴膜按需更换，输注导管根据实际情况使用 1 个月左右。若无感染，扎针部位不要勤换，尽可能保持 3 个月。

沐浴：可以选择淋浴。在淋浴前，请观察防水贴膜有无卷边、翘起、空隙等情况，如有请在沐浴前更换贴膜。若不慎将穿刺部位淋湿，请待穿刺处自然风干，不要使用任何物品擦拭；风干后在穿刺处从内向外消毒后重新贴上贴膜。请确保导管连接线向下延伸，避免淋浴时水沿贴膜缝隙进入穿刺部位。请保

证皮下输注泵干燥。

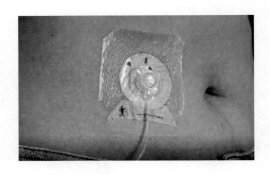

（2）腹泻

使用曲前列尼尔注射液的患者会在加量期或持续用药 3 ～ 6 个月后出现大便次数增加情况。如表现为大便不成形,每天可达 5 ～ 7 次,伴里急后重感,可以暂不进行特殊处理,先进行高蛋白高热量饮食调整。如发生水样腹泻,需及时处理,处理方法包括：

1）高蛋白高热量饮食调整。

2）药物对症处理：蒙脱石散、思密达、小檗碱、盐酸洛哌丁胺（易蒙停）。

3）剂量调整：降低药物输注速率,减少剂量。

4）自体耐受一般需要一周左右。

贝前列素：贝前列素是首个化学性质稳定的口服前列环素类似物,但其长期疗效尚未确认。该药目前仅在韩国和日本获得治疗 PAH 适应证。

推荐用法：口服,成人 40 ～ 120μg,每日 4 次；儿童暂无推荐。不良反应主要为头痛、消化系统症状。

8.4　前列环素受体激动剂

司来帕格：司来帕格是一种口服选择性前列环素受体激动剂,尽管其与其代谢产物具有和内源性前列环素相似的作用模式,但与前列环素的药理学机制不同。

推荐用法：口服,成人 200μg,每日 2 次；每周上调 200μg 至耐受剂量,最大剂量 1 600μg,每日 2 次。儿童暂无推荐。

司来帕格的不良反应和其他前列环素类药物相似,主要为头痛和消化系统症状。

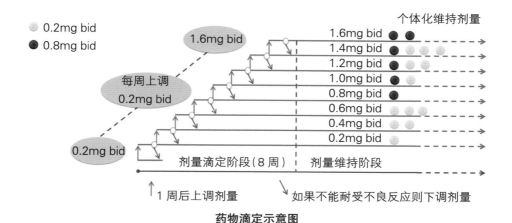

药物滴定示意图

注:bid 为每日 2 次。

服药注意事项

（1）患者两次服药时间应间隔 12 小时（比如 8:00 和 20:00 服药）。

（2）在治疗开始时以及每次增加剂量时,建议新剂量在晚上开始服用,这样可以帮助患者更好地耐受不良反应。

（3）不可将药片掰开、压碎或咀嚼。药物活性成分对光敏感且吸水,如果药片结构被破坏,有效成分可能因对光或水暴露而发生降解。

常见不良反应管理

不良反应主要因为前列环素受体除主要分布于肺动脉,还分布于外周体循环动脉、神经、胃肠道。

（1）头痛:通常和"血管型"头痛相似,可能与脑血管扩张有关。

预防措施:可预防性服用止痛药;必要时减缓滴定或下调药物剂量。

对症治疗:服用止痛药,如对乙酰氨基酚、布洛芬、曲马多、羟考酮等。

注意事项:慢性、非典型的头痛,应考虑其他病因;突发严重头痛应排除其他恶性疾病（如急性脑血管意外等）。

（2）腹泻:为非感染性腹泻,可能与肠道前列环素受体激活导致肠蠕动增加有关。

预防措施:调整饮食,可适当多饮水,增加纤维、无麸质、低脂饮食。可尝试香蕉、米粥、烤面包等容易消化的食物,必要时减缓滴定或下调药物剂量。

对症治疗:可使用益生菌,以及洛哌丁胺等减低肠蠕动的药物对症治疗。

注意事项:腹泻有导致低血容量的风险,应注意补液和减少利尿剂的使用,严重腹泻应排除其他原因,必要时消化科就诊。

(3)恶心呕吐:可能与胃肠道前列环素受体激活有关。

预防措施:少食多餐,随餐服用药物,必要时减缓滴定或下调药物剂量。

对症治疗:必要时可服用止吐药,如昂丹司琼。

注意事项:育龄女性患者应注意除外妊娠;必要时消化科就诊。

(4)下颌痛:下颌痛为前列环素类药物特有的不良反应,原因尚不明确,多为间断性疼痛,通常发生在一顿饭的第一次咀嚼时,随着时间推移好转。

预防措施:指导患者慢慢张口,小口喝水,餐前可以先吸吮饼干或咀嚼口香糖。

对症治疗:服用止痛药,如对乙酰氨基酚、布洛芬、曲马多、羟考酮等。

注意事项:下颌疼痛非剂量限制性不良反应,应鼓励患者继续用药。当下颌疼痛消失时,提示可以上调剂量。

(5)肌肉 / 关节疼痛:可能与前列环素通路介导的痛觉过敏有关。

对症治疗:理疗,如热敷、按摩。

药物治疗:服用止痛药,如乙酰氨基酚、布洛芬、曲马多、羟考酮等。必要时暂缓滴定或下调药物剂量。

注意事项:注意鉴别其他病因导致的疼痛,必要时疼痛科就诊。

(6)面部潮红:患者感到面部温暖或灼热,伴有皮肤发红,可能与面部血管扩张有关。

对症治疗:可以采用冷敷缓解症状。

注意事项:非剂量限制性不良反应,应鼓励患者继续用药,仅在绝对需要时才减缓上调剂量。

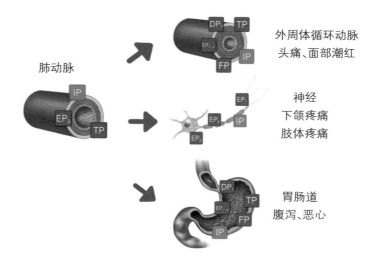

外周体循环动脉
头痛、面部潮红

神经
下颌疼痛
肢体疼痛

胃肠道
腹泻、恶心

肺动脉

8.5 可溶性鸟苷酸环化酶激动剂

利奥西呱：利奥西呱是一种新型的可溶性鸟苷酸环化酶激动剂，可单独或与 NO 协同提高血浆中 cGMP 水平。利奥西呱是目前唯一具备 PAH 和 CTEPH 双适应证的靶向药物。

利奥西呱常见不良反应：消化系统症状（恶心、呕吐、腹泻）最常见（49%），约 9% 的患者出现低血压，6% 的患者出现咯血。大多数患者不良反应为轻度至中度，约 11% 的患者因无法耐受而停药。

利奥西呱禁忌与 5 型磷酸二酯酶抑制剂联用，既往反复咯血的患者慎用。

推荐用法：口服，成人 1mg 起始，每日 3 次，逐渐加量至 2.5mg，每日 3 次；儿童禁忌使用。

剂量滴定方案

（1）推荐起始剂量为每次 1.0mg，每日 3 次，治疗 2 周。应每隔 6 ～ 8 小时服用 1 次，每日 3 次。

（2）若 SBP ≥ 95mmHg，且患者无低血压症状或体征，可每隔 2 周增加一次剂量，每次增幅 0.5mg，每日 3 次，最大增至 2.5mg，每日 3 次。

（3）若 SBP < 95mmHg，且患者无低血压症状或体征，剂量保持不变。

（4）若剂量上调期间 SBP < 95mmHg，且患者出现低血压症状或体征，当前剂量应减少 0.5mg，每日 3 次。

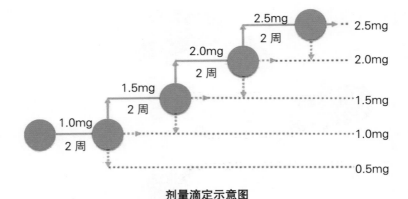

剂量滴定示意图

服药注意事项

（1）如果漏服一次药物，应按照原计划继续治疗，进行下一次给药。

（2）如果治疗中断 3 日或更长时间（治疗停止），按每次 1.0mg，每日 3 次，为期 2 周的剂量水平重新开始治疗，并按照剂量滴定方案继续进行治疗。

（3）如果无法耐受，可随时考虑减量。

（4）老年患者（≥ 65 岁）的低血压风险增加，因此进行个体化剂量滴定时应非常谨慎。

（5）吸烟者中，利奥西呱暴露水平下降 50% ～ 60%，因此建议患者戒烟。

常见不良反应管理

大多数不良反应为血管或胃肠道平滑肌细胞松弛所致。

（1）低血压的预防与处理

1）老年、虚弱患者，尤其伴有慢性肾脏疾病或其他并发症人群，用药需谨慎，可采取起始低剂量或放缓滴定。

2）与随餐服用相比，空腹状态下利奥西呱的血浆峰浓度升高，所以对于易发生低血压的患者，建议在餐时服药。

3）禁止利奥西呱与任何形式的硝酸盐类药物或一氧化氮供体药物（例如亚硝酸戊酯）联合应用。

4）剂量上调期内任何时间收缩压下降到 95mmHg 以下，并且表现出低血压症状或体征,则当前剂量应减少 0.5mg,每日 3 次。

5）发生症状性低血压,需仔细排除其他低血压因素（如低血容量或其他药物相互作用）,同时监测血容量,行肺高血压恶化与右心衰竭评估,看是否有右心衰竭加重情况。

6）如果出现显著低血压,及时就诊处理。

（2）头痛

1）必要时减缓药物滴定或下调药物剂量。

2）可采取对症治疗,如服用对乙酰氨基酚类,必要时使用曲马多、弱阿片类止痛。

3）慢性、非典型的头痛,应考虑其他病因;突发严重头痛应排除其他恶性疾病（如急性脑血管意外等）。

（3）恶心、呕吐

1）消化系统不适症状常与剂量相关,必要时减缓药物滴定或下调药物剂量。

2）对症治疗,如控制饮食摄入、质子泵抑制剂（PPI）,以及适当饮水稀释以减缓利奥西呱吸收。

3）注意事项:育龄女性患者应注意除外妊娠,必要时消化科就诊。

（4）腹泻

1）必要时减缓药物滴定或下调药物剂量。

2）对症治疗,如洛哌丁胺,必要时使用苯乙哌啶和阿托品止泻。

3）腹泻有导致低血容量的风险,应注意补液和减少利尿剂的使用。严重腹泻应排除其他原因,必要时消化科就诊。

8.6　靶向药物的联合治疗

尽管近年来 PAH 药物治疗取得巨大进展,但患者长期预后仍不理想。对于 PAH 这种明确有多个致病通路的疾病,理论上联合治疗较单药治疗效果更好。PAH 靶向药物联合应用有序贯联合治疗和起始联合治疗两种策略。近年来发布的多项随机对照试验结果显示,序贯联合治疗和起始联合治疗均可显著减少 PAH 患者临床恶化事件发生。建议 PAH 联合治疗,尽早达标,对于初始 PAH 患者,若为低、中危状态,起始联合不同通路靶向药物治疗;若为高危状态,起始联合治疗应包括静脉前列环素靶向药物治疗。

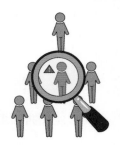

哪些患者适合靶向药物联合治疗，有什么优势

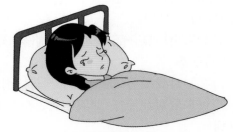

危险分层为中危或高危的患者　　　　　起始靶向药物治疗效果不佳

联合治疗的优势： 让患者达到更低的风险状态，降低死亡和疾病恶化发生率，延长生命，提高生活质量。

可联合治疗的方案

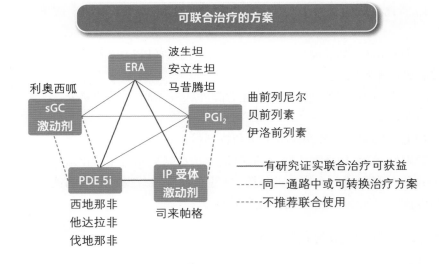

7 种可单药治疗情况

（1）急性血管扩张试验阳性的 WHO FC Ⅰ/Ⅱ级特发性 PAH/遗传性 PAH/药物和毒物相关 PAH 且仅 CCB 治疗至少 1 年后持续血流动力学改善的患者。

（2）长期（5 ～ 10 年）单药治疗，且稳定低危状态的患者。

（3）75 岁以上的特发性 PAH 患者，存在多种心力衰竭危险因素（高血压、糖尿病、冠状动脉疾病、房颤、肥胖）且左室射血分数保持不变。

（4）疑似或高度疑似肺静脉闭塞病或肺毛细血管瘤的 PAH 患者。

（5）与 HIV 感染或门脉高压或未修复先天性心脏病相关的 PAH 患者。

（6）极轻度 PAH 患者（如 WHO 心功能分级Ⅰ级、PVR 为 3 ～ 4WU、mPAP < 30mmHg、超声心动图显示右心正常）。

（7）联合治疗不适用或存在禁忌（如严重肝脏疾病）。

9 用药管理

国内目前应用的 PAH 靶向药物使用方法

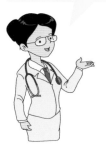

遵医嘱使用药物
不可自行停药或
改变用量

	口服	静脉泵入	皮下注射	雾化吸入
马昔腾坦	√			
波生坦	√			
安立生坦	√			
利奥西呱	√			
西地那非	√			
曲前列尼尔		√	√	
司来帕格	√			
贝前列素	√			
他达拉非	√			
伊洛前列素		√		√

不同靶向药物的不良反应有什么不同

药物类型	常见不良反应
内皮素受体拮抗剂	
波生坦	转氨酶增高
安立生坦	外周浮肿
马昔腾坦	贫血,外周浮肿
5 型磷酸二酯酶抑制剂	
西地那非	头痛,潮热,视觉障碍
他达拉非	头痛,潮热,肌痛
伐地那非	头痛,潮热,肌痛

续表

药物类型	常见不良反应
鸟苷酸环化酶激动剂	
利奥西呱	消化系统症状,咯血,低血压
人工合成前列环素类似物	
依前列醇	头痛,消化系统症状,输注路径感染
伊洛前列素	头痛,低血压,咳嗽
曲前列尼尔	输注部位疼痛,头痛,消化系统症状
贝前列素	头痛,消化系统症状
前列环素受体激动剂	
司来帕格	头痛,消化系统症状

服药后的常见不良反应处理

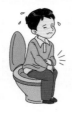

腹泻
⇧
改变饮食结构
使用止泻药

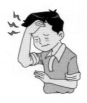

头痛/肌肉痛/下颌痛
⇧
按摩、热敷
使用对症药物

恶心/呕吐
⇧
少食多餐
随餐服药

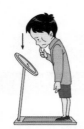

食欲下降、体重减轻
⇧
增加热量
补充营养

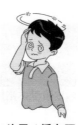

头晕/低血压
⇧
必要时减低
用药剂量

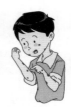

皮疹
⇧
抗过敏药
咨询医生

还可能发生其他不良反应,应及时咨询主治医生

出现哪些不良反应时，需要去看医生

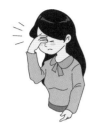

1. 剧烈头痛
需要医生评估疼痛严重程度和质量，确定疼痛是药物副作用还是与其他原因有关。

2. 晕厥
如果头晕导致晕厥，医生应评估患者状况。

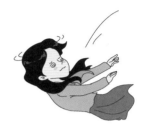

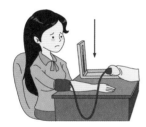

3. 严重低血压
前列环素类似物的无意推注可能导致低血压，如果发生这种情况，患者应立即告知医生。此时需要医生暂时调低用药剂量，严重的低血压可能需要住院治疗并暂时使用升压药。

4. 严重腹泻
需要医生确认腹泻是否由药物引起，如果不是，需转诊至消化道疾病专科。

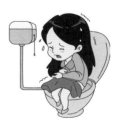

10 手术治疗

10.1 先天性心脏病介入封堵或外科修补

在我国,先天性心脏病(简称先心病)是肺动脉高压的常见病因之一,许多先心病可以在引发肺动脉高压前或肺动脉高压处于可逆转的阶段时,通过手术治愈。符合手术指征的先心病肺动脉高压患者,术后能有效降低肺动脉压力。部分患者先通过口服药物降低肺血管阻力,再接受手术治疗。需注意,术后仍需继续服用肺动脉高压靶向药物,以免出现术后肺动脉高压,具体服药情况需根据心脏超声、右心导管检查等决定。

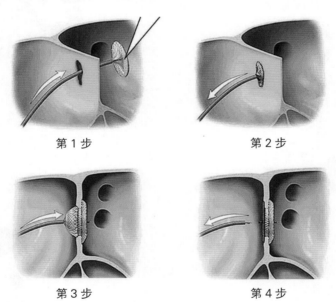

第1步   第2步

第3步   第4步

房间隔缺损介入封堵示意图

房间隔缺损封堵术
动画视频请扫描二维码

室间隔缺损封堵术
动画视频请扫描二维码

动脉导管未闭封堵术
动画视频请扫描二维码

10.2 房间隔造瘘

球囊扩张房间隔造口术通过右向左分流降低右心房压力,可使右心房的血液向左心房分流,从而使左心的输出量增加,改善外周器官和组织供血。尽管球囊扩张房间隔造口术会因右向左分流增加导致动脉氧饱和度降低,但心输出量增加可改善体循环氧气运输,并降低交感神经过度兴奋。

需要注意的是,房间隔造口术只能缓解症状,为等待移植争取更多的时间,而不能治愈肺动脉高压。

手术过程是用尖端带有球囊的导管由静脉插入,到达右心,穿刺房间隔,使右心房血液向左心房分流,实现"右向左分流",从而减轻右心压力。

禁忌证:右心房压力 > 20mmHg,静息状态动脉血氧饱和度 < 85% 等。球囊扩张房间隔造口术多采用球囊逐级扩张法,但瘘口再闭塞率高,因而血流动力学改善难以长期维持。

新的造口方法包括使用射频消融导管进行房间隔造口或植入带孔封堵器等,但其疗效和安全性尚有待证实。

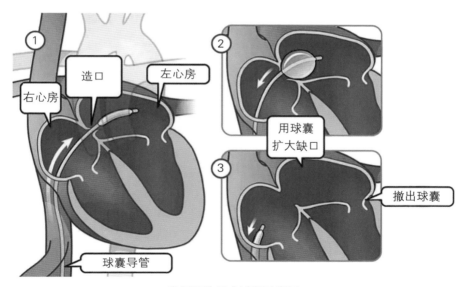

房间隔造口术过程示意图

10.3 Potts 手术

流行病学观察表明,与特发性 PAH 患者相比,艾森曼格综合征患者的存活率更高,这是因为右心室后负荷从右向左分流减少。为了尝试将严重的、耐药的儿科特发性 PAH 转变为艾森曼格生理学,提出了 Potts 分流术,即从左肺动脉到降主动脉的直接并排吻合术(相当于人造动脉导管未闭,目前除了外科手术,有经导管介入放置覆膜支架的报道)。与球囊房间隔造口行心房水平分流术导致的全身血氧饱和度降低不同,Potts 分流术为冠状动脉和中枢神经系统提供高氧饱和血液,并且只会导致下半身的低氧饱和度,提高运动耐力并降低晕厥和心力衰竭的风险;通过缓解右室压力在收缩期和部分舒张期的超负荷,随后减少室间隔向左心室的移位,同时改善收缩期和舒张期的左心室功能;还增加大多数分流术者发生无移植生存的可能性。但应该避免通过 Potts 分流产生的分流太大,否则肺灌注减少、下半身血氧饱和度极度减少,导致心肌和脑供血不足。

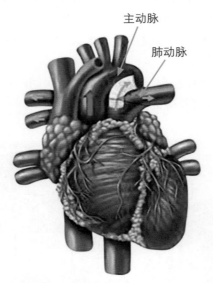

Potts 手术示意图

10.4　肺动脉血栓内膜剥脱术

肺动脉血栓内膜剥脱术(pulmonary endarterectomy,PEA)是慢性血栓栓塞性肺高血压(CTEPH)最主要的治疗方法,在深低温全身麻醉、体外循环条件下,切开肺动脉,通过剥离肺动脉内膜,清除阻塞性血栓,恢复远端血流,使 PVR 和肺动脉压力恢复正常,是治疗 CTEPH 的首选及最佳方法。

手术在深低温停循环技术下进行,手术适应证包括:术前 WHO 心功能分级Ⅱ~Ⅲ级,外科手术可及的肺动脉主干、叶或段肺动脉的血栓。高龄、PVR 高和右心室扩大不是手术禁忌。

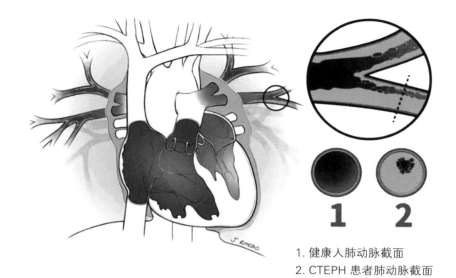

1. 健康人肺动脉截面
2. CTEPH 患者肺动脉截面

慢性血栓栓塞性肺动脉高压示意图

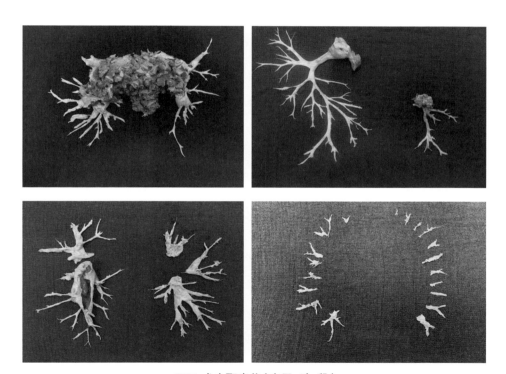

PEA 术中取出物（主干、叶、段）

10.5 **经皮球囊肺动脉成形术**

经皮球囊肺动脉成形术(percutaneous balloon pulmonary angioplasty,BPA)是治疗 CTEPH 的新型介入技术,该方法通过不同直径的球囊机械性扩张狭窄或闭塞的血管,恢复和改善血流,降低 PAP 及 PVR,较明显地改善 CTEPH 患者的血流动力学和活动耐量,且改善作用持续时间较长,对大部分不能行 PEA 手术、术后持续性/复发性肺动脉高压患者具有较好的疗效。长期随访结果显示,改良 BPA 治疗后 5 年生存率可达 95% 以上。术中最常见并发症为肺血管机械损伤所致的咯血或夹层,术后常见并发症为再灌注性肺水肿和对比剂肾病等。

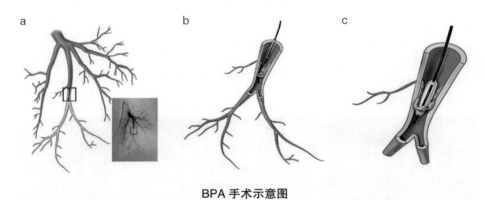

BPA 手术示意图

10.6 **肺动脉去神经术**

肺动脉去神经术(pulmonary arterial denervation,PADN)是通过射频消融术使肺动脉压力感受器和肺交感神经束发生局部坏死,抑制交感神经系统激活,阻断其涉及的诸多细胞信号通路,从而降低肺动脉压力,影响 PAH 的肺血管重构。经皮肺动脉去神经术治疗对药物治疗效果不佳的肺动脉高压患者的临床试验发现,部分患者心功能和血流动力学参数有所改善,但该技术具体应用范围和疗效仍有待进一步证实。

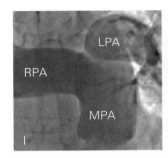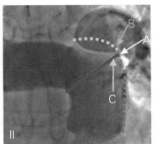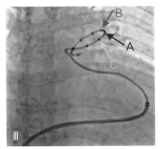

肺动脉造影、电极位置和 PADN 操作

注：Ⅰ肺动脉造影。

Ⅱ红线表示肺动脉主干（MPA）侧壁，蓝线表示左肺动脉（LPA）前壁，红线与蓝线交叉于 A 点；黄线（LPA 后壁）与红线交叉于 B 点，其位于 A 点后 1～2mm；绿线开始于右肺动脉（RPA）下壁，终止于 A 点；C 点位于该水平，在 A 点前 1～2mm。

Ⅲ带有 10 个电极的 PADN 导管置于 MPA 远端，电极 A、B、C 分别置于 A、B、C 点。

10.7 肺移植或心肺联合移植

经充分内科药物治疗（至少使用过包括静脉或皮下前列环素类药物在内的联合治疗），仍合并严重血流动力学受损[心指数 < 2L/(min·m^2)]、运动耐量显著降低（6 分钟步行距离 < 350m）和明显右心衰竭征象的肺高血压患者可考虑行肺移植或心肺联合移植。

对于终末期 PAH 和慢性呼吸系统疾病所致肺高血压患者，一般选择肺移植即可。对于简单分流性先心病引起的艾森曼格综合征患者可选择双肺移植 + 心脏缺损修补术或心肺联合移植；对于复杂先心病和左心疾病所致肺高血压患者则考虑心肺联合移植或单纯心脏移植治疗。

肺静脉闭塞病 / 肺毛细血管瘤由于缺乏有效治疗药物，多数患者病情进展迅速，确诊后应及早进行肺移植评估。目前国内外针对肺高血压患者一般选择双肺移植治疗。特发性 PAH 患者肺移植术后 3 个月的病死率（23%）显著高于因慢性阻塞性肺疾病或囊性纤维化行肺移植治疗的患者（均为 9%），主要原因是约 1/3 的 PAH 患者肺移植术后左心室充盈压突然升高，诱发左心衰竭。

移植手术后，患者的生活质量能得到很大改善。但为了防止身体免疫系统对新的器官产生排异反应，患者需要终身服用抗排异药。器官排异、感染等问题也有可能降低生活质量，有的患者需要再次接受移植手术。

根据《中国器官移植发展报告（2019）》，中国（不包含港澳台地区数据）双肺移植术后 1 年生存率为 63.5%，3 年生存率为 56.1%；2015—2019 年中国心脏移植术后 1 年生存率为 85.2%，3 年生存率为 80%。

（1）移植评估标准：①充分内科治疗后仍为WHO心功能分级Ⅲ或Ⅳ级；②疾病进展迅速；③需使用静脉前列环素类似物治疗；④已知或可疑肺静脉闭塞病或肺毛细血管瘤。

（2）移植标准：①包括前列环素类似物在内的药物联合治疗至少3个月，仍为WHO心功能分级Ⅲ或Ⅳ级；②心指数 < 2L/(min·m²)；③右房压 > 15mmHg；④6分钟步行跑离 < 350m；⑤出现明显咯血、心包积液或进行性右心衰竭的征象（如肾功能不全、胆红素升高、BNP或NT-proBNP升高等）。

11 **治疗效果的自我评估**

不能以心脏超声评估肺动脉压力的变化进行治疗效果的评估。

治疗肺动脉高压患者的根本目是降低肺血管阻力，改善右心功能，提高患者的生活质量和生存时间。

肺动脉压力 = 右心输出量 × 肺血管阻力，根据公式可以知道，无论右心输出量增加还是肺血管阻力增加都会导致肺动脉压力升高。临床上虽然肺动脉压力没有下降，但患者肺血管阻力下降，心输出量增加，说明治疗有效。

评估肺动脉高压患者治疗效果的方法

（1）临床症状

活动耐量是否改善：WHO心功能分级改善；6分钟步行距离明显延长，通常提示心功能明显改善。

（2）临床体征

水肿消退、发绀改善。

（3）心脏超声

右心室缩小，三尖瓣瓣环收缩期位移增加（反映右心功能改善），肺动脉内径减小，心包积液减少。

（4）生物标志物

血浆BNP/NT-proBNP水平降低均为病情好转的客观指标。

（5）右心导管检查

右心导管检查可以十分准确地了解血流动力学参数（如心输出量、肺血管阻力等）。

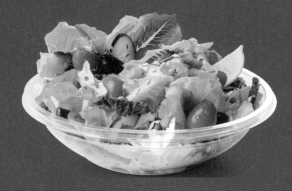

饮食在不同层次上对各种各样的心血管疾病都有一定影响,对肺动脉高压患者来说也是这样。然而个人身体状况不同,并不存在特定的"肺动脉高压饮食"。

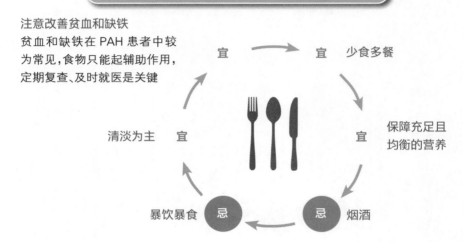

注意改善贫血和缺铁
贫血和缺铁在 PAH 患者中较为常见,食物只能起辅助作用,定期复查、及时就医是关键

宜 —— 宜 少食多餐

清淡为主 宜 宜 保障充足且均衡的营养

暴饮暴食 忌 忌 烟酒

1 **保持均衡营养膳食**

油盐类:少油少盐,避免动物油,优先选择花生油、葵花籽油、橄榄油等。每日烹调油用量控制在 25 ～ 30g;避免过多食用包装食品及预制食品,这些食品通常含有隐形的盐、脂肪及糖。

以下列举了部分 100g 日常食品的含盐量:

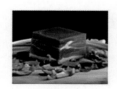

腊肉:2.7g

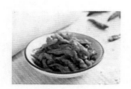

榨菜:10.6g

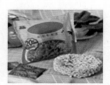

方便面:2.8g

酱油：14g

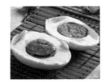

咸鸭蛋：6.7g

火腿肠：1.9g

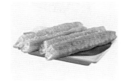

油条：1.5g

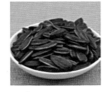

咸瓜子：3.4g

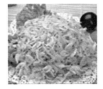

虾米：12g

豆奶类：选择高钙、低脂纯牛奶，适当饮酸奶；此外还需限制摄入糖和含糖饮料。

肉蛋类：选择富含优质蛋白的鸡蛋、去皮鸡肉、鱼肉、虾肉等，瘦猪肉、牛肉、羊肉等红肉应适量，避免加工肉如香肠、火腿、培根等。

蔬果类：新鲜为主，多食绿叶蔬菜，选择富含钾离子的水果如香蕉、橙子等。

谷薯类：选择杂粮米饭、全麦面包、荞麦面、玉米面类主食。

2 不宜暴饮暴食，戒烟、戒酒

对于症状较轻的轻度和中度肺高血压患者，建议健康饮食、均衡营养，不宜暴饮暴食，戒烟戒酒。

对于重度肺高血压特别是已出现右心衰竭的患者，每日盐摄入不超过 3g（约一半啤酒瓶盖大小），若使用利尿剂，则可适当放宽。尽量选择清淡、易消化的食物，保证充足均衡的营养；避免食用容易导致腹胀和产气的食物，如豆类、豆制品和碳酸饮料。

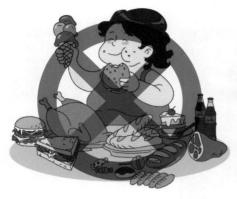
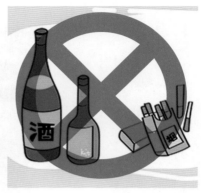

戒烟

　　吸烟与多种疾病有关,例如心血管疾病、慢性阻塞性肺疾病和癌症等。目前研究不但已经广泛证实吸烟对气道的急性损害,还证明了香烟烟雾可以通过增加细胞衰老,以及由于 Kv7.4(电压门控钾通道)通道水平和功能降低而引起的血管张力改变,直接导致肺动脉重塑。此外有研究表明,香烟烟雾也可以通过在 eEV(内皮细胞外囊泡)的外表面和胞浆中富集精胺而促进 eEV 的生成,从而激活 CaSR(钙敏感受体),引起平滑肌细胞收缩和增殖,直接导致肺动脉高压。

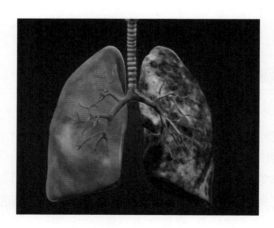

戒酒

　　饮酒后,酒精进入人体可以导致心率加快,增加心脏的耗氧量,心率加快后还可以增加心脏的负荷,导致心功能不全或使原有的心功能不全症状加重。

此外,酒精经肝脏代谢,可加重肝功能的损害,所以,肺动脉高压患者不能饮酒,避免出现严重的肝功能下降。酒精还会造成华法林剂量难以调控。

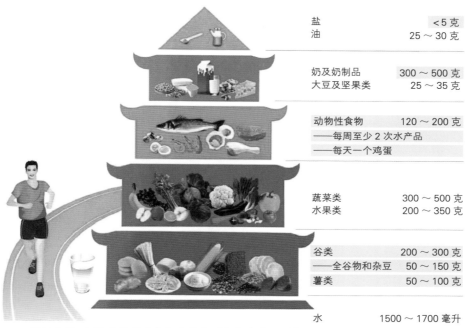

每日所需食物种类及食物量	
盐	<5 克
油	25 ～ 30 克
奶及奶制品	300 ～ 500 克
大豆及坚果类	25 ～ 35 克
动物性食物	120 ～ 200 克
——每周至少 2 次水产品	
——每天一个鸡蛋	
蔬菜类	300 ～ 500 克
水果类	200 ～ 350 克
谷类	200 ～ 300 克
——全谷物和杂豆	50 ～ 150 克
薯类	50 ～ 100 克
水	1500 ～ 1700 毫升

资料来源:中国营养学会《中国居民膳食指南(2022)》。

对于同时服用利尿剂的患者,建议适当补充含钾丰富的食物,如香蕉、橙子等。

中国营养学会推荐平均每日应进食至少 12 种食物,每周应进食 25 种以上的食物(调味品不包含在内)。食物量的分配可参考中国居民平衡膳食餐盘。

使用维生素和微量元素前,请咨询主治医生或药师,以避免与药物的相互作用。例如使用华法林的患者,过多摄入维生素 A 和维生素 E 可能导致大量出血。

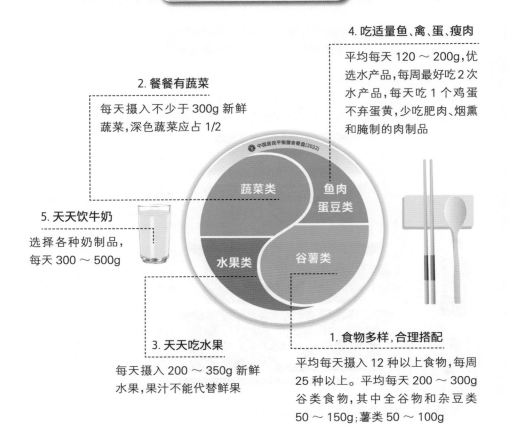

中国居民平衡膳食餐盘(2022)

4. 吃适量鱼、禽、蛋、瘦肉
平均每天 120 ～ 200g,优选水产品,每周最好吃 2 次水产品,每天吃 1 个鸡蛋不弃蛋黄,少吃肥肉、烟熏和腌制的肉制品

2. 餐餐有蔬菜
每天摄入不少于 300g 新鲜蔬菜,深色蔬菜应占 1/2

5. 天天饮牛奶
选择各种奶制品,每天 300 ～ 500g

蔬菜类 鱼肉蛋豆类 水果类 谷薯类

3. 天天吃水果
每天摄入 200 ～ 350g 新鲜水果,果汁不能代替鲜果

1. 食物多样,合理搭配
平均每天摄入 12 种以上食物,每周 25 种以上。平均每天 200 ～ 300g 谷类食物,其中全谷物和杂豆类 50 ～ 150g;薯类 50 ～ 100g

3 饮水需求

对于肺高血压患者,白开水、矿泉水都可以喝,但应避免饮用刺激性的饮料,如咖啡、茶、奶茶等,会刺激交感神经而引起心悸等不适症状。对于已出现心力衰竭症状的患者,需注意每日饮水量。因为肺高血压患者需要控制摄入的水量,减轻身体血液循环的负担,预防心力衰竭。

普通成年人每日饮水量为 1 500 ～ 1 700ml,但肺动脉高压患者饮水量应控制在 1 000 ～ 1 500ml 为宜,而出现心力衰竭的肺动脉高压患者,每日饮水量不得超过 1 000ml。

每日推荐饮水量

普通人、成年人 --------- 1 500 ～ 1 700ml
肺动脉高压患者 --------- 1 000 ～ 1 500ml
肺动脉高压患者出现心力衰竭 --------- < 1 000ml

在饮食方面也需要注意水分的摄入。以下为常见水果、蔬菜、食品含水量。

	名称	重量 /g	含水量 /ml
水果	西瓜	100	79
	甜瓜	100	66
	苹果	100	68
	梨	100	71
	李子	100	68
	水樱桃	100	67
	葡萄	100	65
	桃	100	82
	杏	100	80
	香蕉	100	60
	橘子	100	54
	菠萝	100	86
	柚子	100	85
	广柑	100	88
	名称	重量 /g	含水量 /ml
蔬菜	萝卜	100	73
	番茄	100	90
	黄瓜	100	83
	西红柿	100	58

续表

	名称	重量	含水量 /ml
主食	米粥	1 份	220
	米饭	1 碗（2 两）	140
	汤面	1 份	350
	肉末烂面	1 份	230
	麻酱面	2 两	150
	打卤面	2 两	300
	馄饨	2 两	300
	馒头	1 个（1 两）	30
	花卷	1 个（1 两）	35
	糖包	1 个（1 两）	35
	蜂糕	1 个（1 两）	45
	烙饼	1 两	30
	包子	1 个（2 个 / 两）	35
	水饺	1 个（6 个 / 两）	12
	名称	重量	含水量 /ml
其他	煮鸡蛋	1 个	30
	蒸蛋羹	1 个	150
	鸡蛋汤	1 份	220
	炒鸡蛋	1 份	90
	炒青菜	1 份	160
	肉片炒青菜	1 份	180
	酱肉	3 两	50
	冲藕粉	1 份	200
	牛奶	1 份	225
	豆浆	1 份	225

4 维持健康体重

研究表明,肥胖与普通人群的肺功能下降有关,因为肥胖对气体交换、呼吸力学、肌肉耐力和呼吸控制有影响。因此应维持适宜体重,体重质数(BMI)应在 18.5 ～ 23.9kg/m² 之间。

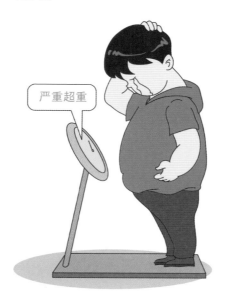

- 体重指数(BMI)= 体重 / 身高 ²(kg/m²)

  正常:18.5 ～ 23.9kg/m²

  超重:24.0 ～ 27.9kg/m²

  肥胖:> 28kg/m²

- 正常腰围:男性< 85cm,女性< 80cm

维持适宜体重,活动也比较不费力。特别需要注意的是,当体重每天增加1kg 或每周增加 2kg 时,表示可能有水分蓄积在体内,请如实记录体重变化并及时复诊。最佳体重测量的时间是每日早上空腹、如厕后,注意穿着同样的衣服。合并心力衰竭的患者,应记录每日饮食、饮水及小便量。

此外,请各位患者和家属不要轻信各种"食疗""偏方"。

5 **保持大便通畅**

当肺动脉高压患者伴有心力衰竭时,体内呈淤血状态,循环血量不足,用力屏气排便会增加腹腔压力,导致大脑供血不足,易发生黑矇、晕厥等意外。

养成定时排便习惯。

适量运动,进食富含纤维素的食物,如蔬菜、水果等,保持大便通畅。

如果大便干结,甚至便秘,可以顺时针按摩腹部;毛巾热敷腹部;使用开塞露、甘油灌肠剂通便,切忌用力屏气,防止发生晕厥意外。

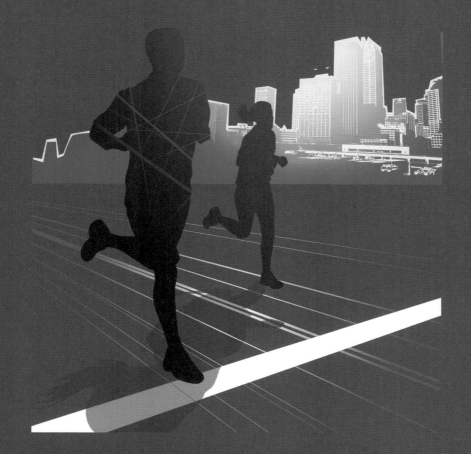

五　运动、睡眠篇

1 肺高血压患者的运动

问:肺高血压患者可以锻炼吗?
答:运动康复训练对肺动脉高压患者有益。

① 研究发现,运动训练可加快新陈代谢,增加四肢肌力从而提高运动耐量

② 呼吸训练可增加气体交换、提高血氧浓度、降低呼吸频率、增加潮气量,进而提高患者呼吸效率

③ 由于运动疗法使更多心肺疾病患者受益,近几年国内外学界也开始研究将运动疗法融入各类肺高血压患者康复治疗的可行性和疗效

肺高血压患者适宜做的运动

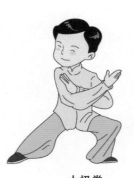

太极拳

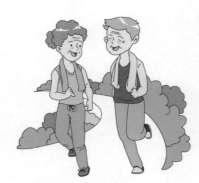

慢跑

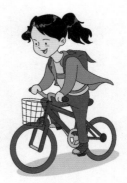

骑自行车

肺高血压患者不适宜做的运动

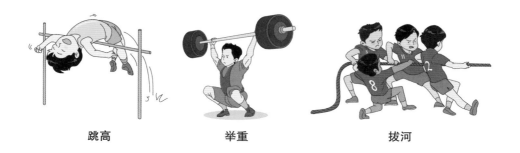

跳高　　　　　　举重　　　　　　　　拔河

　　运动训练可以改善肺高血压患者的心肺功能储备、血流动力学、骨骼肌力量、精神心理状态及生活质量等。多数研究认为,运动通过影响氧化应激、炎症、血管舒缩状态、血管重塑和血栓形成等病理生理机制发挥重要作用,定期运动训练可增加肺血管内皮细胞产生一氧化氮,减轻 PAH,并减轻右心室肥大。有氧运动、抗阻运动和呼吸肌训练相结合可增加 6 分钟步行距离(6MWD)和峰值摄氧量(peak VO_2),提高患者运动耐力。同时,运动训练也有助于改善肺高血压患者的心理状态和生活质量。肺高血压患者应积极参加运动康复计划。

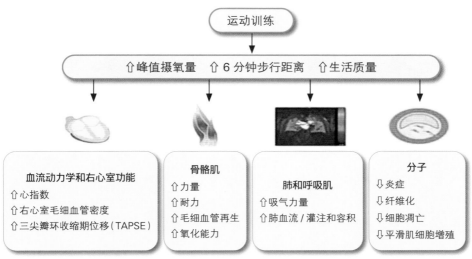

运动训练在器官和分子水平对肺高血压患者心脏功能、骨骼肌和呼吸肌的影响机制

　　基于我国现状,对肺高血压患者进行基线治疗和 / 或靶向治疗的基础上,可以结合传统的八段锦或太极拳等,对 PAH 患者开展简便、适宜的运动治疗。

运动注意事项

肺动脉高压协会对肺动脉高压患者提出了一些运动建议,供大家参考。

在拟定运动计划前与
自己的主治医生沟通

❶ 推荐在医疗机构或专业人士指导下进行康复锻炼。如想自己进行日常锻炼,在制订运动计划前请与主治医生沟通。

量力而行
不要过度

❷ 任何时候运动不要过度,不要运动到出现头晕、胸闷和严重的呼吸短促等症状的程度。

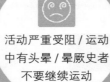

活动严重受阻 / 运动
中有头晕 / 晕厥史者
不要继续运动

❸ 运动中有头晕、晕厥史的患者,就不要继续运动了。

❹ 在极寒、极热的天气,避免户外运动。

避免在极热 / 极寒的
户外运动

2 **肺高血压患者的睡眠**

　　肺动脉高压患者或多或少存在一定的睡眠问题,如失眠、夜间惊醒等。睡眠障碍如不能及时发现并积极处理,可能会加重肺动脉高压患者的临床症状,并直接影响患者的精神和体力恢复,不利于疾病的治疗。

改善睡眠的方法

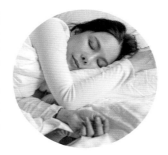

改善心理情绪
心理情绪状态改变可改善睡眠

改善睡眠环境
卧室环境应安静、舒适,光线及温度适宜

规律锻炼
规律的体育锻炼有益睡眠

规律作息
按时起床,保持规律作息

影响睡眠的事情

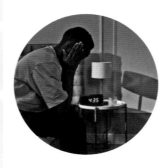

进食太饱
睡前不要吃太饱或进食不易消化的食物

饮酒
睡前不要饮酒,饮酒会干扰睡眠

浓茶、咖啡
睡前数小时(一般下午4点以后)避免使用兴奋性物质(咖啡、浓茶或吸烟)

脑力劳动
睡前1小时不要做易引起兴奋的脑力劳动或观看易引起兴奋的书籍和影视节目

剧烈运动
睡前避免剧烈运动

日间小憩
避免日间小憩时间过长

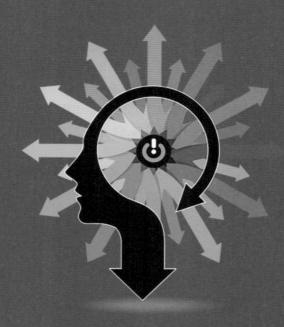

焦虑、抑郁是心血管疾病的重要危险因素,焦虑、抑郁人群高血压发生率增加 2 倍;脑卒中、心绞痛和心肌梗死的危险增加 6 倍,死亡率增加 2 倍以上。其发生机制是:焦虑、抑郁等负性情绪可导致体内交感神经张力增高,引发一系列生理病理改变,如儿茶酚胺过量分泌、脂类代谢紊乱、血管活性物质释放,进而导致血管收缩、心率加快、血压上升,导致心肌缺血、心律失常。

　　大部分被诊断为肺动脉高压的患者,由于病情迁延,会对疾病的恢复、治愈表现出焦虑、急躁情绪,甚至出现自责、退缩、消极反应,对治疗丧失信心,产生厌世轻生念头。情绪有所不适时,患者可能没有兴趣或精力按时复诊、服用药物或照顾自己,这些都可能导致病情恶化。因此,需要及时发现这些负面情绪并积极解决。

　　美国心脏协会(AHA)建议所有心血管疾病患者应至少使用包含 2 个条目的患者健康问卷(PHQ-2)进行筛选。PHQ-2 调查问卷显示阳性的患者应使用 PHQ-9 进行评估。PHQ-2 和 PHQ-9 调查问卷是目前心血管疾病患者最佳的抑郁症筛查问卷。其中,PHQ-2 包括悲伤情绪和压抑 2 项,每项 0～3 分,共 6 分。评分 ≥ 3 分为阳性,敏感性为 83%,特异性为 92%。PHQ-9 包含 9 项,每项 0～3 分,可用来评估抑郁症的严重程度:0～4 分为较轻度,5～9 分为轻度,10～14 分为中度,15～19 分为重度,20～27 分为极重度。PHQ-9 评分 ≥ 10 分对严重抑郁症评估的敏感性和特异性均较高。

PHQ-2 抑郁症筛查量表

序号	项目	完全没有	小于等于 7 天	大于 7 天	几乎每天
1	做什么事情都缺乏兴趣和乐趣	0	1	2	3
2	感到心情低落、抑郁、没希望	0	1	2	3

PHQ-9 抑郁症筛查量表

序号	项目	没有	有几天	一半以上时间	几乎每天
1	做事时提不起劲儿或没有兴趣	0	1	2	3
2	感到心情低落或沮丧	0	1	2	3
3	入睡困难、睡不安或睡过多	0	1	2	3
4	感觉疲倦或没有活力	0	1	2	3

续表

序号	项目	没有	有几天	一半以上时间	几乎每天
5	食欲不振或吃太多	0	1	2	3
6	觉得自己很糟或很失败,或让自己、家人感到很失望	0	1	2	3
7	对事物专注有困难,例如看报或看电视	0	1	2	3
8	行动或说话速度缓慢到别人已察觉或刚好相反	0	1	2	3
9	有不如死掉或用某种方式伤害自己的念头	0	1	2	3

抗抑郁治疗通常包括药物治疗、心理辅导和运动疗法,这些治疗方式可能对 PAH 患者同样有效。

药物治疗:目前临床用于治疗抑郁的药物包括三环类抗抑郁药(TCAs)、四环类、选择性 5- 羟色胺再摄取抑制药(SSRIs)、选择性 5- 羟色胺去甲肾上腺素摄取抑制药(SNRIs)及单胺氧化酶抑制剂(MAOIs)等,其中在心血管疾病患者中 SSRIs 可作为治疗抑郁的药物单独使用而得到广泛应用。具体用药需寻求专业心理医生的帮助。

心理辅导:首先,患者应及时与主治医生或治疗团队讨论这类情绪和感受,得到相应的专业建议。同时,也可以向家人和朋友寻求支持帮助,或加入病友会获取相应的帮助,而不应独自面对这些问题。其次,应保持乐观平和的心态,遇事不要激动,避免与邻里、家人争吵。不要担心和害怕使用医生处方药物。最后,应尝试适合自己的舒缓心情的方法,懂得享受生活,丰富业余爱好。

运动疗法:运动治疗可同时改善心血管疾病患者的生存率和焦虑、抑郁状态。国内学者研究结果表明,运动治疗可显著改善心血管疾病患者的负性心理障碍。PAH 患者应参加适宜的运动。

多参与患者教育活动,积极沟通交流:通过患者教育活动,了解疾病和治疗相关知识,与医生、家人、病友等积极沟通,缓解压力。

医护人员 积极配合治疗

家人、朋友 寻求帮助分享感受 患者 积极参与，了解疾病和治疗相关知识

患者教育活动

交流治疗心得

病友

焦虑症的评估可采用 GAD-7 焦虑症筛查量表。

GAD-7 焦虑症筛查量表

	没有	有几天	一半以上时间	几乎每天
1. 感到不安、担心及烦躁	0	1	2	3
2. 不能停止担心或控制不了担心	0	1	2	3
3. 对各种各样的事情过度担心	0	1	2	3
4. 很紧张，很难放松下来	0	1	2	3
5. 非常焦躁，以至无法静坐	0	1	2	3
6. 变得容易烦恼或易被激怒	0	1	2	3
7. 感到好像有什么可怕的事会发生	0	1	2	3

计分：总分为 1 ～ 7 题所选答案对应数字的总和。

总分	判断	建议
0 ～ 4	没有焦虑症	注意自我保重
5 ～ 9	可能有轻微焦虑症	建议咨询心理医生或心理医学工作者
10 ～ 13	可能有中度焦虑症	最好咨询心理医生或心理医学工作者
14 ～ 18	可能有中重度焦虑症	建议咨询心理医生或精神科医生
19 ～ 21	可能有重度焦虑症	一定要看心理医生或精神科医生

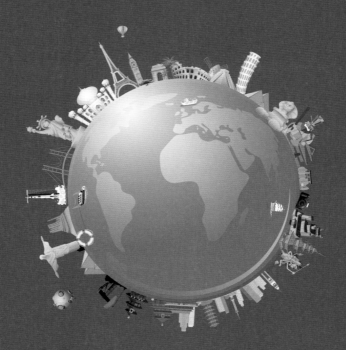

随着人们生活水平的提高和交通旅游业的发展,越来越多的人热衷于旅行。肺动脉高压(PAH)患者是需要被高度关注的人群,特别是高空旅行,因为在高空环境中的缺氧会触发低氧性肺血管收缩,并导致肺动脉(PA)压力进一步升高,可能使血液动力学恶化,也容易导致急性高原病如急性肺水肿、急性右心衰竭甚至死亡。

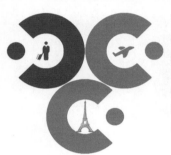

肺高血压患者能旅行吗

WHO FC Ⅰ、Ⅱ级患者,
可以短程旅行

WHO FC Ⅲ、Ⅳ级
[或血氧动脉分压低于
8kPa(60mmHg),血氧
饱和度 < 90%] 患者,
需谨慎飞行,在飞行过
程中应有氧气支持,予
以 2L/min 的吸氧

肺高血压患者
应避免前往高海拔(1 500 米
以上)地区或低氧环境

肺动脉高压患者旅行前需对身体状况简单评估,一般可以通过 WHO FC 分级进行初步判定。

评估为 WHO FC Ⅰ、Ⅱ级的患者可以进行短期旅行;WHO FC Ⅲ、Ⅳ级的患者对旅行计划的制订需要谨慎一些,旅行中的吸氧准备也要格外充分。

旅行前评估

肺动脉高压患者出行前应咨询医生,评估身体状况是否适合出行,再做旅行的准备。

合理安排行程——忌劳累

做好充分的旅行攻略,结合自身体力情况合理安排每日行程,避免线路过长、时间过于紧凑,提高舒适感,避免过度劳累。

选择合适的交通工具,了解当地的天气、饮食习惯。充分考虑到旅行途中可能出现的突发情况,了解当地医疗机构,做好应急准备。

选择合适的地点和项目——避高处

建议肺动脉高压患者避免前往海拔 1 500 米以上地区。

海拔 1 500 ～ 2 000 米为轻度低压性低氧区,低氧可加重肺动脉高压患者肺血管收缩。

注意保暖——防感染

肺动脉高压患者比正常人更容易发生感染,而肺部感染是导致肺动脉高压症状加重的最常见原因之一。

因此,肺动脉高压患者外出旅行最好选择温暖的地方,应格外注意天气变化,带好保暖衣物,尽量少去人多的地方,以防感冒等。

如果出现肺部感染,第一时间到当地医疗机构就诊,通过有效的抗生素进行积极规范治疗。

准备好贴身小药箱——带够药

出行前,请医生开好旅行期间需要服用的药物,特别是出境游的患者。

药品妥善保管、防止丢失,当天的用药请随身携带,不要托运。

原装盒子储存药品,请医生写明药物用法和用量,更易通过安检。

携带就诊记录等病情相关资料,准备急救卡,写清姓名、病情、紧急联系人及联系方式。

做好吸氧的准备——备够氧

WHO FC 为 Ⅲ、Ⅳ 级 [或血氧动脉分压低于 8kPa(60mmHg),血氧饱和度 < 90%] 的患者,在飞行过程中应予以 2L/min 的吸氧。

作息规律——别忘形

假期愉快地与家人、朋友玩耍的同时,肺动脉高压患者也要注意自己的作息以及饮食方面的问题。不能因为出行旅游就放纵自己,生活上的作息与饮食仍应该有规律。

就餐时应注意食物的摄入量,清淡饮食,少食多餐,不能暴饮暴食,忌烟酒,不熟悉的食物最好不要摄入。

除此之外,需注意饮水量,肺动脉高压患者饮水 1 000 ～ 1 500ml/d,肺动脉高压出现心力衰竭者饮水 < 1 000ml/d,应限制液体摄入以防严重心力衰竭的发生。

自我观察病情——勿强撑

肺动脉高压患者在旅途中一定要关注自己身体的感受,如果出现较难忍受的不适,如疲劳、呼吸困难、胸闷、胸痛、晕厥、水肿等,需暂停旅行,尽快就医,评估病情,及时治疗。

旅行是件开心事,心情愉快最重要!

肺动脉高压患者旅行前应做好充分安排,出门在外遇事别慌张,有困难积极寻求帮助。愿每位肺动脉高压患者都能享受愉快的旅行。

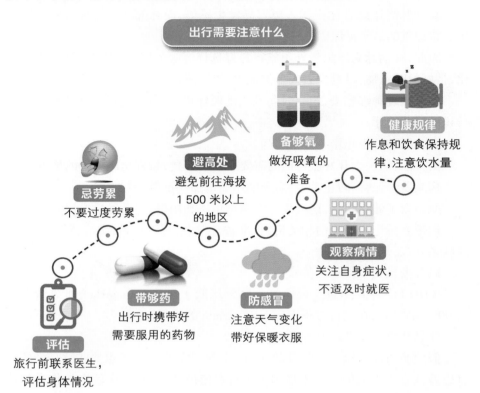

出行需要注意什么

忌劳累
不要过度劳累

避高处
避免前往海拔
1 500 米以上
的地区

备够氧
做好吸氧的
准备

健康规律
作息和饮食保持规
律,注意饮水量

观察病情
关注自身症状,
不适及时就医

评估
旅行前联系医生,
评估身体情况

带够药
出行时携带好
需要服用的药物

防感冒
注意天气变化
带好保暖衣服

八　优生优育篇

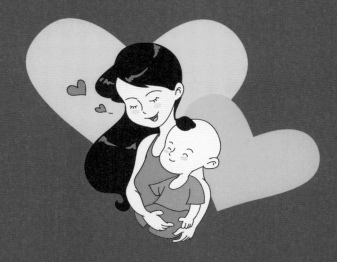

大量数据表明,妊娠由于血流动力学的明显改变,可能会导致肺动脉压升高,严重威胁孕妇的生命安全,妊娠期合并 PAH 的患者多因肺栓塞或心力衰竭死亡。同时肺动脉高压患者在妊娠期间容易发生低氧血症,可影响胎儿生长发育,导致胎儿生长受限,出现胎儿窘迫、流产、早产,甚至新生儿窒息、死亡。既往数据显示,妊娠合并肺动脉高压的母亲病死率高达 36% ~ 56%。

近年来,靶向治疗药物使肺动脉高压的治疗有了更多选择,妊娠合并肺动脉高压的母亲病死率有所下降,但国外文献报道中仍高达 9% ~ 30%。目前,欧洲心脏病学会/欧洲呼吸病学会发布的《肺动脉高压诊断和治疗指南》等多项指南,均明确指出所有患 PAH 的女性都应避免或提前终止妊娠。

1 患 PAH 的生育期女性应严格避孕

避孕套对患者来说是安全的,但可能出现意外妊娠。应用孕酮制剂如醋酸甲羟孕酮和依托孕酮是有效的避孕方法,可避免潜在的雌激素紊乱问题。但肺动脉高压患者应用波生坦进行治疗时,需要考虑该药可能会降低口服避孕药的疗效,存在避孕失败的风险。宫内节育器也是有效的,但严重肺动脉高压患者可能无法耐受。

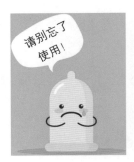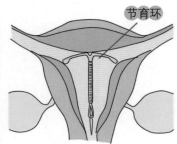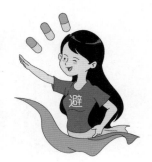

2 想怀孕或意外怀孕

建议在有心脏专科和产科团队的专业医疗机构就诊和评估,以降低母儿死亡风险。严重肺动脉高压患者严格禁止妊娠。PAH 患者一旦妊娠,心功能

Ⅲ～Ⅳ级、重度 PAH、风心病二尖瓣严重狭窄伴 PAH 者应早期终止妊娠。

妊娠早期诊断为轻度 PAH、心功能Ⅰ～Ⅱ级且有强烈生育要求、拒绝终止妊娠的 PAH 患者,须在多学科团队的严密监护下继续妊娠。

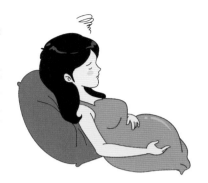

3 孕期注意事项

（1）低盐低脂饮食,休息时采取侧卧位。

（2）遵医嘱,继续口服药物治疗,严格控制肺动脉压。

（3）妊娠早期每月 1 次产检,妊娠中期每 2 周 1 次产检,妊娠晚期每周 1 次产检;定期行心电图、超声心动图及血生化等检查和检测,评估胎儿生长发育情况。

（4）避免口服致畸药物（尤其注意肺高血压靶向药物:内皮素受体抑制剂、利奥西呱）。

（5）如果出现呼吸急促、疲惫,足部、腿部、腹部或颈部肿胀、水肿,胸痛或胸闷,心跳加速或心跳不规则、心悸,昏厥或头晕,咯血、声音嘶哑等症状时及时到医院就诊。

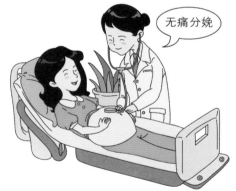

无痛分娩

4 终止妊娠须知

随着孕周增大,终止妊娠增加了母体的死亡风险,因此终止妊娠的时机选择至关重要。关于妊娠合并肺动脉高压患者终止妊娠的时机和方式,尚无指南或共识,应通过多学科团队共同评估并做出决策。

终止妊娠的方式:高达 72% 的肺动脉高压患者选择以剖宫产终止妊娠。目前《中国肺动脉高压诊断与治疗指南（2021版）》推荐应用硬膜外麻醉,因其可以显著减少心血管不良事件的发生（通常是心律失常）。全身麻醉药物会抑制心肌收缩力,机械正压通气可使肺血管阻力增高,不利于循环系统的维持,全麻下通过紧急剖宫产分娩的女性预后较差,并且在产后早期疾病恶化和/或死亡。

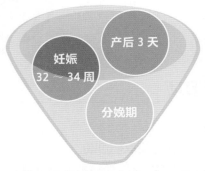

心力衰竭、心律失常及猝死的 3 个危险时段

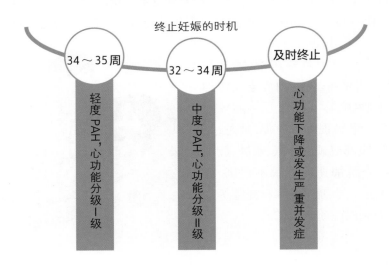

5   肺动脉高压是否会遗传

如果是药物（如一些违禁的减肥药）或其他疾病（如血吸虫病、门脉高压等）引起的肺动脉高压,一般是不遗传的,但如果是特发性、遗传性的肺动脉高压,特别是有家族史的患者,遗传的可能性还是较大的。

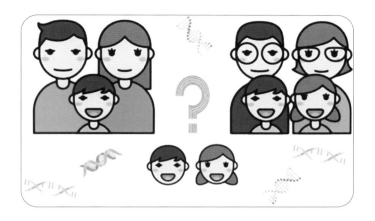

　　肺动脉高压的发病往往是遗传、环境和基础疾病共同作用的结果。不是所有的基因突变携带者都会发病。以 *BMPR2* 基因为例，研究数据显示，在携带 *BMPR2* 突变基因的人群中，最终发生肺动脉高压的比例只有 20%。如果有直系亲属患肺动脉高压，只能提示子代患肺动脉高压的可能性会显著高于常人。但子代是否患病，并不能下一个肯定的结论，需做基因检测，评估患肺动脉高压的可能性，并做诊断肺动脉高压的相关检查，进一步确诊。

　　肺动脉高压与遗传密切相关。目前发现了多种基因突变可以引起肺动脉高压，而突变基因可以遗传给后代。子女遗传突变的概率是 50%，而子女即便遗传了突变基因，其发病的可能性也仅为 10% ～ 20%。

并非所有的 PAH 突变基因携带者都会发展成 PAH 患者

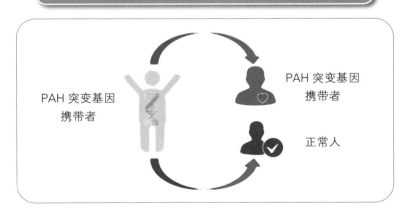

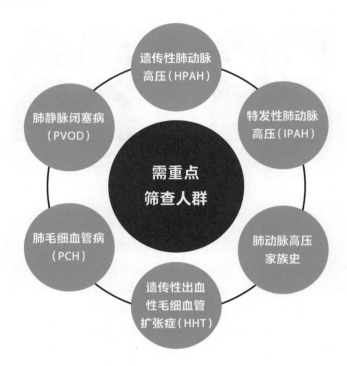

生育建议：①如果夫妻双方经检测均携带突变基因,建议不生育,喜欢孩子者可领养子女。②如果已经怀孕,可通过产前检测发现宫内胎儿是否携带致病突变基因,一经确证,可以选择终止妊娠。③尚未怀孕的 HPAH 患者,由于怀孕本身就是 PAH 的危险因素之一,因此建议不生育。④如果未来父亲是HPAH 患者,可运用辅助生殖手段,选择植入不携带遗传变异的受精卵。

6 **男性 PAH 患者需要注意的问题**

（1）用药方面:肺动脉高压靶向药物——内皮素受体拮抗剂（如波生坦）具有潜在的生殖毒性,可致畸胎、睾丸萎缩、男性不育,生育期男性应禁用。

（2）肺动脉高压和遗传有关,参照"5 肺动脉高压是否会遗传"相关内容。

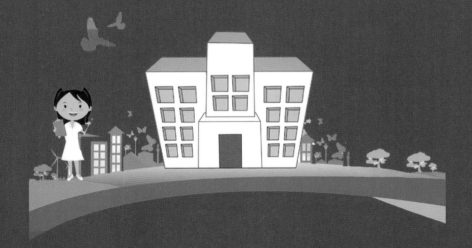

1 血压/脉搏

准备工作:正确测量血压的第一步是做好准备工作,包括在安静、舒适温暖的环境下测量,被测量者在测量前 30 分钟内不要运动,测量前 1 小时不能喝咖啡、进食、抽烟或者使用治疗鼻塞的药物,排空大小便,在测量前休息至少 5 分钟。

测量血压的正确知识

测量血压 最好使用左臂进行测量,测量请在温度适宜的房间进行

适用范围:用于测量人体血压及脉搏

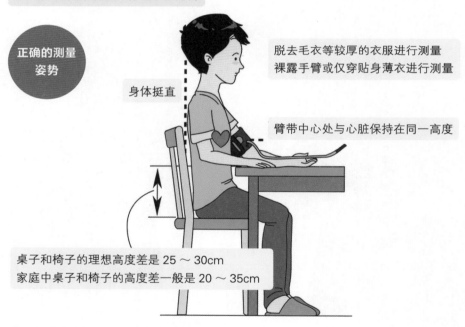

正确的测量姿势

身体挺直

脱去毛衣等较厚的衣服进行测量
裸露手臂或仅穿贴身薄衣进行测量

臂带中心处与心脏保持在同一高度

桌子和椅子的理想高度差是 25 ~ 30cm
家庭中桌子和椅子的高度差一般是 20 ~ 35cm

步骤 1 挺直身体,保持正确的坐姿
步骤 2 测量前深呼吸 5 ~ 6 次后,恢复自然呼吸,放松肩部和手臂,让全身放松
步骤 3 测量时将臂带置于左手上臂(肘关节之上 1 ~ 2cm),紧贴肌肤(能放入一根手指为宜),将气管居中(中指延长线)
步骤 4 将臂带的中部与心脏保持高度一致
步骤 5 可将手放在大腿或桌上,手心向上,自然放松

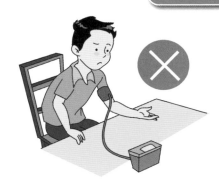

不正确的姿势

- 测量时盘腿而坐
- 弯腰（身体前倾）
- 用一只手托住或按住
- 身体不放松，心情紧张不安，手臂不是自然伸展状态
- 坐在沙发上或因桌子低矮而造成身体弯曲（产生负压或手臂的位置低于心脏而使血压升高），必要时可在手臂下垫一个软垫

评估血压、脉搏	收缩压 /mmHg	舒张压 /mmHg
低血压	< 90	< 60
理想血压	< 120	< 80
正常血压高值	120 ～ 139	80 ～ 89
高血压	> 140	> 90

当出现心律失常，如早搏、房颤等，血压表的显示将不准确。

注意：当血压、脉搏不在正常范围时应及时就医。

触摸桡动脉、颈动脉监测脉搏

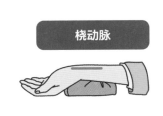

桡动脉

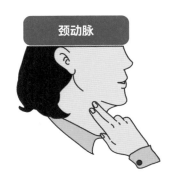

颈动脉

检查脉搏前，患者的位置应舒适，平卧或坐位均可，将右手的食指和中指指端轻轻地按在桡动脉上（手腕侧，桡骨茎突的前内方），计数 1 分钟。

如果触摸桡动脉不方便，也可以触摸颈动脉（颈前气管两旁）来测定脉搏。

正常人的脉搏和心跳是一致的，正常成人为 60 ～ 100 次 / 分。

2 指脉氧

肺高血压患者家中应备指脉氧仪,定期监测并记录指脉氧,以评估机体呼吸障碍和缺氧的状态,指导吸氧。

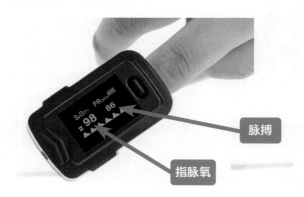

脉搏

指脉氧

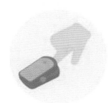

1. 确认血氧饱和度检测仪器功能正常
2. 将血氧饱和度探头放置于患者指(趾)甲或耳廓处,使其光源透过局部皮肤,保证接触良好
3. 保持 10 ~ 15 秒,直至数值不再增加为止
4. 读取数值并记录
5. 当出现心律失常时,脉搏的显示将不准确

测量血氧水平的操作步骤

3 体重

维持健康体重:体重过高会增加心脏负担,因此维持适宜体重,可以让心脏收缩功能更游刃有余,活动也不费力。最好每天测量体重并做好记录,短期内体重急速增加应及时向主治医生报告。

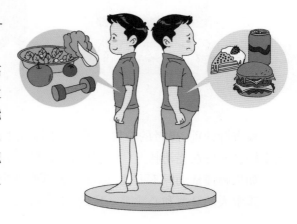

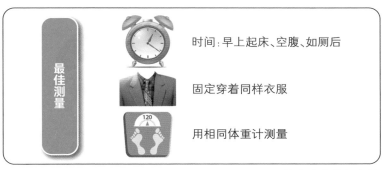

注意：当体重每天增加 1kg 或每周增加 2kg 时，表示可能有水分蓄积在体内，请如实记录体重变化并及时复诊。

4 安全管理

PAH 患者卧床休息时，采取半卧位、坐位比较舒适。平时保持心情愉快、情绪稳定，不宜情绪激动。起床时先坐起休息 30 秒，在床沿坐 30 秒，最后站立 30 秒，无不适再走；切忌活动过急、过猛，更不能参加剧烈活动，以免诱发急性心力衰竭。洗澡水不宜过热，易出现血压过低，发生头晕、黑矇，甚至晕厥。密闭的浴室缺氧、闷热，洗澡时间过长易发生意外。建议洗澡时有家属陪同。

5 做好健康记录

写日记
自己的感受、想法
用药、饮食、活动、睡眠、心情等日常情况和其他身体不适
询问医生的问题以及医生的回答
医学专业术语、药品名称等信息

记录和更新个人医疗信息
医生的姓名、联系方式等信息
药物使用方法

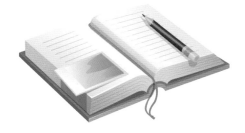

注意观察自己的疾病症状,及时记录症状的改变

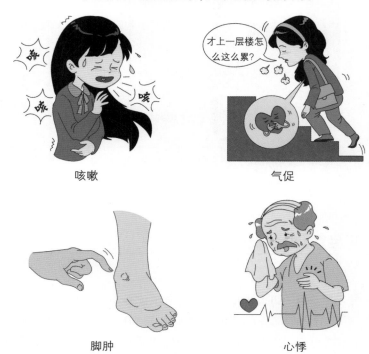

咳嗽

气促

脚肿

心悸

记录日常运动、睡眠、情绪、饮食等情况

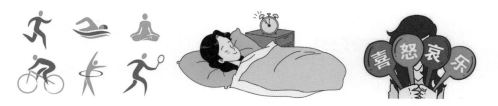

以"健康日记"模板记录日常健康情况

健康日记填写日期	年　　月　　日	今日体重_____千克(kg)	
今日使用药物	药物1:_____ 剂量:_____	药物2:_____ 剂量:_____	药物3:_____ 剂量:_____
	药物4:_____ 剂量:_____	药物5:_____ 剂量:_____	药物6:_____ 剂量:_____

过去 24 小时您是否使用氧气	□否	□是	如果是:多少小时? 小时		
过去 24 小时中	完全没有	轻度	中度	严重	非常严重
您如何评估您的气短	□	□	□	□	□
您如何评估您的疲劳	□	□	□	□	□
您如何评估您的缺乏精神	□	□	□	□	□
您如何评估您脚踝或双脚的肿胀	□	□	□	□	□
您如何评估您的腹部肿胀	□	□	□	□	□
您如何评估您的咳嗽	□	□	□	□	□
您如何评估您的心悸(心脏跳动感)	□	□	□	□	□
您如何评估您的心跳急促	□	□	□	□	□
您如何评估您的胸部疼痛	□	□	□	□	□
您如何评估您的胸紧	□	□	□	□	□
您如何评估您好像要晕倒的那种感觉	□	□	□	□	□
今日血压值 /mmHg		今日脉搏	次 / 分		

6 **预防流感**

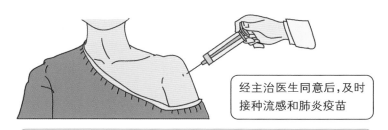

经主治医生同意后,及时接种流感和肺炎疫苗

感染可导致 PAH 患者病情加重,推荐在秋冬交替季节接种流感疫苗和肺炎链球菌疫苗,降低肺部感染发生风险

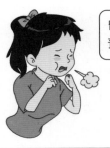

留意天气变化,做好预防措施,避免感冒

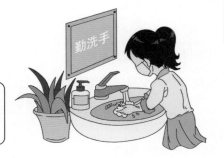

保持室内空气流通,适当锻炼,勤洗手,戴口罩,少去人多的地方;适量吃水果,补充维生素 C,提高免疫力

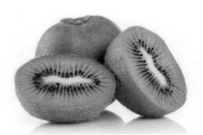

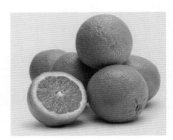

冬季注意保暖:羽绒服、秋裤、围巾、帽子都不可少;雨天出门要避免脚受凉和跌倒;洗澡前,先开暖风机、浴霸等,升高浴室温度

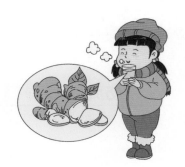

十　就诊、随访管理篇

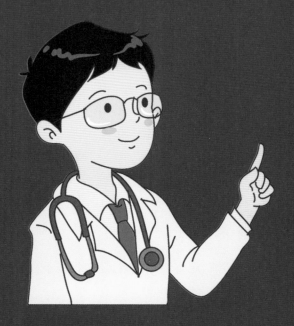

大部分肺高血压患者需要长期治疗,进行规律就诊和随访。

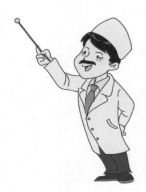

- 大部分肺高血压尚无法治愈,但是越早治,将有越大可能获得病情的改善
- 按处方剂量进行服药,不自行停药、减药,才有可能获得预期的疾病控制效果
- 很多患者已经可以长期带病生存,肺高血压的治疗和管理将是一个长期过程

根据主治医生的要求按时复诊,通常每3～6个月应复诊随访一次,以便医生及时掌握病情进展和评估治疗效果。随访对于患者病情的改善与稳定非常重要。

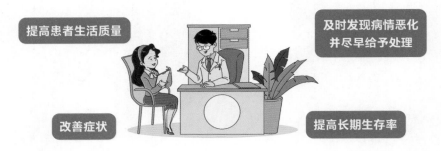

提高患者生活质量

及时发现病情恶化并尽早给予处理

改善症状

提高长期生存率

随访中除了评估病情、调整治疗方案,还包括以下内容:

1 对肺高血压患者进行有效地生活指导,加强相关卫生知识的宣传教育,增强患者战胜疾病的信心,有助于患者康复

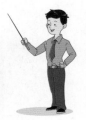

2 指导育龄期女性肺动脉高压患者如何避孕

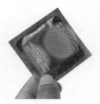

3 指导稳定期肺动脉高压患者如何运动,同时避免餐后、气压过高或过低时运动,以免出现肺动脉高压症状

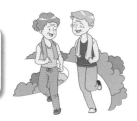

4 指导肺动脉高压患者预防肺部感染和纠正贫血,以及择期手术和旅行的注意事项等均是就诊、随访中的健康宣教内容

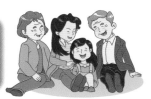

建议随访项目和频率:

（1）出现以下症状可能提示病情加重,请与医生联系:①咯血,呼吸道症状久治不愈。②下肢、腹部或其他部位水肿。③常从睡眠中醒来,感觉呼吸困难。④短时期内体重迅速增加。⑤嘴唇或指甲发绀。⑥呼吸急促、胸痛、心跳不规则等症状明显加重。

（2）常规随访项目和频率

随访指标	基线	每3～6个月[a]	每6～12个月[a]	改变治疗后3～6个月[a]	发生临床恶化时
医学评估与功能分类判定	+	+	+	+	+
ECG	+	+	+	+	+
6MWD/Borg 呼吸困难评分	+	+	+	+	+
心肺运动试验	+		+		+[c]
心脏超声	+		+	+	+
基础 Lab[b]	+	+	+	+	+
扩展 Lab[c]	+		+		+

续表

随访指标	基线	每3～6个月[a]	每6～12个月[a]	改变治疗后3～6个月[a]	发生临床恶化时
血气分析[d]	+		+	+	+
右心导管术	+		+[f]	+[e]	+[e]

注：a. 应根据患者需要调整间隔。

b. 基础 Lab 包括血细胞计数、INR（接受维生素 K 拮抗剂的患者）、血清肌酐、钠、钾、AST/ALT（接受 ERA 的患者）、胆红素和 BNP/NT-pro BNP。

c. 扩展 Lab 包括 TSH、肌钙蛋白、尿酸、铁状态（铁、铁蛋白、可溶性转铁蛋白受体）和基于个体患者需要的其他变量。

d. 来自动脉或动脉血化毛细血管血；在病情稳定患者中或无法进行血气分析时可替换成外周血氧饱和度。

e. 应该考虑。

f. 有些诊疗中心会在随访期内定期开展 RHC。

ECG：心电图；Lab：实验室检查；ALT：谷丙转氨酶；AST：天冬氨酸转氨酶；TSH：促甲状腺激素；RHC：右心导管检查术。

十一　儿童肺动脉高压的日常管理

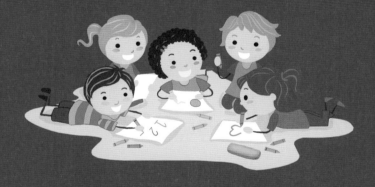

1 儿童 PAH 与成人 PAH 有什么差异

儿童 PAH 基本沿用成人 PAH 的诊断标准,但强调患儿出生 3 个月之后的 mPAP ≥ 25mmHg。与成人相比,儿童 PAH 病因以先心病为主。

2 儿童 PAH 的常见症状有哪些

症状	食欲差	发育迟缓	多动	心动过速	易激惹	阵发性哭吵	用力后发绀	活动后气急	乏力	晕厥	干咳	咳血	腹胀	头晕	胸闷	胸痛
婴幼儿	√	√	√	√	√	√	√									
婴幼儿期以后的患儿		√		√				√	√	√	√	√	√	√	√	√
成人				√				√	√	√	√	√	√	√	√	√

3 PAH 对患儿生活造成什么影响

PAH 对患儿生活造成的负面影响全面且持久

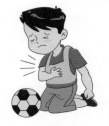

生理健康
患儿会出现活动后气促、乏力、胸闷等症状

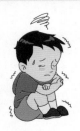

心理健康
患儿会反复出现焦虑、恐惧、烦躁等不良情绪

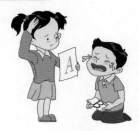

社会功能
患儿的日常生活及学习均受限

4 PAH 儿童的就诊、观察注意事项

就诊时注意回忆患儿生活细节,为医生提供诊断线索。

> (1)首发症状时间:PAH 患儿首发症状至确诊的时间与预后有明确的相关性。
> (2)既往史:患儿得过 / 现在患有什么疾病? 先天性心脏病、结缔组织病、肝病、贫血等可能与肺动脉高压有关。
> (3)个人史:患儿是否有危险因素接触史? 如印刷油墨等油类物品接触史、减肥药服用史等。
> (4)家族史:家族中有无其他 PAH 患者。

患儿不善表达,病情观察需到位。

> 部分患儿不善表达,病情观察与成人相比存在诸多障碍,家属应严密观察患儿的生命体征。
> 观察:对患儿四肢肌张力、神志、皮肤颜色、胸廓振幅等情况进行仔细观察。
> 记录:如有条件应监测患儿持续的血压、心率,并对其变化进行记录。

5 儿童 PAH 的用药具有特殊性

患儿由于其耐受性及生长发育状况存在差异,用药与成人不同,具有特殊性

儿童用药剂量远低于成人 | 儿童用药剂量需个性化计算 | 儿童耐受性远低于成人

6 几类 PAH 治疗药物的儿童不良反应

PAH 治疗药物	主要不良反应
前列环素类	
依前列醇 *	头痛、消化系统症状、输注路径感染
曲前列尼尔 *	头痛、消化系统症状、输注部位疼痛
磷酸二酯酶抑制剂	
西地那非 *	潮热、视觉障碍
他达拉非 *	潮热、肌痛
内皮素受体拮抗剂	
波生坦分散片	转氨酶增高
安立生坦 *	头痛、外周浮肿

注:* 尚缺少儿童适应证。

7 不良反应如何处理

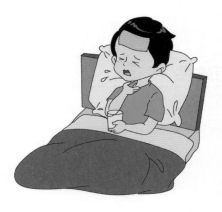

(1)用药期间应严密观察药物疗效及不良反应,并正视药物不良反应
(2)大部分不良反应都可以使用药物或非药物方法进行处理
(3)腹泻:改变饮食结构,如添加益生菌或纤维素;采用无麸质饮食
(4)疼痛:按摩、热敷、针灸;使用止痛药
(5)下颌痛:慢咀嚼,在餐前嚼口香糖
(6)恶心 / 呕吐:少食多餐、使用姜类产品(如姜汁汽水)
(7)面部潮红 / 皮疹:缓解焦虑,冷敷
(8)其他可能发生的不良反应,应及时咨询主治医生

8 患儿居家生活注意事项

（1）安全护理

家长需妥善保管药物,防止患儿误服,发生不良事件。

患儿用力屏气会使腹压和胸压升高,易发生晕厥,甚至猝死。指导患儿养成每日按时排大便习惯,不能用力屏气,排便不畅时予缓泻剂通便治疗。

一次普通感冒对PAH患儿来说就可能是致命的,肺部感染易诱发心功能衰竭,甚至威胁生命,应预防感染。

（2）心理护理

患病后,有的患儿表现出焦虑、恐惧和烦躁;有的则抑郁,终日无语。

家长应重视与患儿的沟通和心理疏导,积极配合治疗。根据患儿心理特点及兴趣爱好,给予护理,如讲故事、说笑话、玩玩具等。

（3）舒适护理

心功能衰竭患儿呼吸困难,家长应使患儿采取端坐位,卧气垫床,定时协助更换姿势,保持舒适体位。

患儿容易出汗,尤其是入睡后经常大汗淋漓,家长应及时替患儿更换衣服、被单,加强皮肤护理。

（4）健康饮食

由于每个人的身体状况不同,并不存在特定的"肺动脉高压饮食",可参考"中国儿童平衡膳食算盘"。

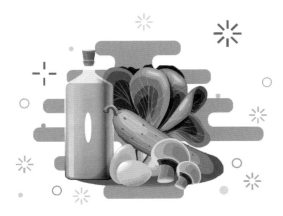

PAH患儿由于病情反复,病程迁延,使其身体损耗巨大,因此,建议饮食保证高蛋白、高维生素、低盐。加之患儿呼吸困难等问题,饮食还应软、烂、细,防止出现大颗粒误吸入气管的危险。

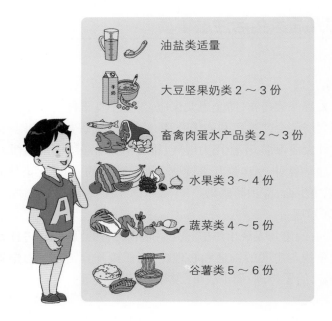

油盐类适量

大豆坚果奶类 2～3 份

畜禽肉蛋水产品类 2～3 份

水果类 3～4 份

蔬菜类 4～5 份

谷薯类 5～6 份

（5）适量运动

病情相对稳定的患儿应进行适度运动和康复训练,有助于提高运动耐量、心肺功能和改善生活质量。

建议在有经验的心脏或呼吸病中心接受康复训练,运动以不引起明显气短、眩晕、胸痛为宜。

（6）谨慎出行

患儿应避免前往高海拔（1 500 米以上）地区或低氧环境。

准备好充足的、相应的药物。

根据病情变化,及时咨询主治医生,及时就诊。

（7）定期随访

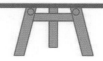

定期随访为什么重要
* 及时发现病情恶化并尽早处理
* 改善症状
* 提高患儿生活质量
* 提高长期生存率

9 平衡好学业和生活

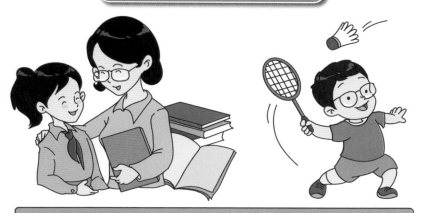

积极配合治疗,稳定病情是基础

积极寻求或接受老师和同学的
帮助,减少疾病对学业的影响

健康饮食,适当运动,并保证
充分的休息

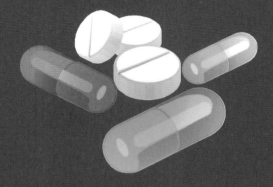

附录 1　世界肺动脉高压日的由来

"世界肺动脉高压日"是每年的 5 月 5 日。

肺动脉高压日的发起国西班牙将 5 月 5 日定为肺动脉高压日是为了纪念 30 年前一名因食用有毒烹饪油而去世的儿童患者。

1981 年,西班牙发生了一起由毒菜籽油诱发肺动脉高压的事件,其中有近 2 万名受害者。当年 5 月,一名 8 岁男孩成为此次事件的第一个死亡者。

2012 年 5 月,在西班牙马德里召开了关于肺动脉高压的科学研讨会,经过 22 个患者组织、10 个罕见病防治机构及其下属机构以及 8 家科研机构共同商讨,提议每年的 5 月 5 日为"世界肺动脉高压日",以纪念 30 年前因食用有毒菜籽油导致肺动脉高压而致死的西班牙儿童患者。

"世界肺动脉高压日"(5 月 5 日)的确立标志着世界范围内对肺动脉高压认识的提升,加强对肺动脉高压的宣传旨在提高全世界 2 500 万肺动脉高压患者的生存质量和生存寿命。

2012 年 6 月,"第十届世界肺动脉高压科学大会暨第二届国际肺动脉高压组织领导人峰会"最终将 5 月 5 日确立为"世界肺动脉高压日",标志着世界范围内对这一疾病认知的提升。

"世界肺动脉高压日"的设立旨在:

传播有关肺动脉高压知识,增强人们对疾病的认识,帮助患者获得早期诊断,有效降低患者死亡率;

推广相关的治疗方法和药物;

提高全球 2 500 万名肺动脉高压患者的生活质量,延长生存寿命;

推广全套治疗方案的理念,即从生理、心理以及社会学角度为患者提供全方位的支持;

建立统一的国际认可的专业肺动脉高压诊疗中心标准;

积极参与科学研究,寻找治愈肺动脉高压的途径。

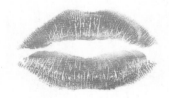

附录2 常用肺动脉高压治疗药物简版说明书

波生坦片说明书

【适应证】

本品适用于治疗 WHO 心功能分级 Ⅱ~Ⅳ 级的肺动脉高压(PAH)(WHO 第1组)患者,以改善患者的运动能力和减少临床恶化。支持本品有效性的研究主要包括 WHO 心功能分级 Ⅱ~Ⅳ 级的特发性或遗传性 PAH(60%)、与结缔组织病相关的 PAH(21%)及与左向右分流先天性心脏病相关的 PAH(18%)患者。

使用注意事项

WHO 心功能分级 Ⅱ 级的患者中显示出临床恶化率下降和步行距离的改善趋势。医生应充分考虑这些益处是否足够抵消对于 WHO 心功能分级 Ⅱ 级患者的肝损伤风险,随着疾病进展,该风险可能导致将来无法使用本品。

【规格】

62.5mg;125mg。

【用法用量】

应由有治疗肺动脉高压丰富经验的医生决定是否开始本药治疗,并对治疗过程进行严格监测。

1. 推荐剂量和剂量调整

本品的初始剂量为一天 2 次、每次 62.5mg,持续 4 周,随后增加至推荐的维持剂量 125mg,一天 2 次。高于一天 2 次、一次 125mg 的剂量不会带来足以抵消肝毒性风险增加的额外益处。本品应在早、晚进食前或后服用。

2. 转氨酶持续升高患者的剂量调整

在治疗前必须检测肝脏转氨酶水平,并在治疗期间每月复查一次。如果发现转氨酶水平升高,就必须改变监测和治疗。本品治疗过程中,转氨酶持续增高＞3 倍正常值上限的患者剂量调整和监测建议见附表 2-1。如果肝脏转氨酶升高并伴有肝损害临床症状,如贫血、恶心、呕吐、发热、腹痛、黄疸、嗜睡和乏力、流感样综合征(关节痛、肌痛、发热)或胆红素升高≥2 倍正常值上限时,必须停药且不得重新应用本品。

重新用药:仅当使用本品的潜在益处高于潜在风险,且转氨酶降至治疗前水平时,方可考虑重新用药。重新用药时应从初始剂量开始,且必须在重新用药后 3 天内进行转氨酶检测,2 周后再进行一次检测,随后根据上述建议进行监测。

附表 2-1　转氨酶持续增高＞3 倍正常值上限患者剂量调整和监测

ALT/AST 水平	剂量调整和监测建议
＞3 倍 ULN 且 ≤ 5 倍 ULN	应再做一次肝脏功能检查进行确证;如确证,则应减少每日剂量或者停药,并至少每 2 周监测一次转氨酶水平。如果转氨酶恢复到用药前水平,可以酌情考虑继续或者重新用药
＞5 倍 ULN 且 ≤ 8 倍 ULN	应再做一次肝脏功能检查进行确证;如确证,应停药,并至少每 2 周监测一次转氨酶水平,一旦转氨酶恢复到治疗前水平可考虑重新用药
＞8 倍 ULN	必须停药,且不得重新用药

3. 治疗前有肝损伤患者的用药

中度和重度肝脏损伤患者应禁用本品,轻度肝损伤患者无须调整剂量。

4. 治疗前有肾损伤患者的用药

肾损伤患者无须调整剂量。正在接受透析治疗的患者无须调整剂量。

5. 低体重患者用药

体重低于 40kg 且年龄大于 12 岁的患者推荐的初始剂量和维持剂量均为 62.5mg,每天 2 次。本品在 12 ～ 18 岁患者中应用的安全性和有效性数据有限。

6. 与利托那韦联合使用

服用利托那韦的患者联合使用本品:在接受利托那韦治疗至少 10 天的患者中,本品的起始剂量为 62.5mg,根据个体患者的耐受性每天 1 次或隔天 1 次。

服用本品的患者联合使用利托那韦:开始给予利托那韦前至少应停用本品 36 小时。使用利托那韦至少 10 天后,再恢复给予本品的剂量为 62.5mg,根据个体患者的耐受性每天 1 次或隔天 1 次。

7. 漏服

如果本品预定给药过程中出现了漏服,不得服用双倍剂量来弥补漏服的剂量。患者应在规定的下次给药时间再服用本品。

8. 治疗中止

尚无肺动脉高压患者在推荐剂量下突然中止使用本品的经验。为了避免同类疾病的其他治疗药物停药时出现临床情况突然恶化,应对患者进行密切监测,并考虑逐步减量(停药前的 3 ～ 7 天将剂量减至一半)。在停药期间应加强病情监测。

【不良反应】

最常见的不良反应为头痛（11.5%）、水肿 / 体液潴留（13.2%）、肝功能检查结果异常（10.9%）和贫血 / 血红蛋白减少（9.9%）。

系统器官分类	频率	不良反应
血液及淋巴系统疾病	常见	贫血,血红蛋白降低
	未知	需要输注红细胞的贫血或血红蛋白下降
	偶见	血小板减少
	偶见	中性粒细胞减少症,白细胞减少症
免疫系统疾病	常见	超敏反应(包括皮炎、皮肤瘙痒、皮疹)
	罕见	速发过敏反应和 / 或血管性水肿
神经系统疾病	十分常见	头痛
	常见	晕厥
眼部疾病	未知	视物模糊
心脏疾病	常见	心悸
血管疾病	常见	潮红
	常见	低血压
呼吸系统、胸部和纵隔疾病	常见	鼻充血
胃肠道疾病	常见	胃食管反流性疾病,腹泻
肝胆疾病	十分常见	肝功能检测结果异常
	偶见	伴随肝炎的转氨酶升高(包括潜在的肝炎恶化)和 / 或黄疸
	罕见	肝硬化,肝功能衰竭
皮肤及皮下组织疾病	常见	红斑
全身性疾病及用药部位状况	十分常见	水肿,体液潴留

【禁忌】

以下患者禁用本品：

1. 对波生坦及本品所含任何组分过敏者。

2. 孕妇或未采取充分避孕措施（至少采用 2 种可靠的避孕措施）的育龄期妇女,在动物中曾有胎仔畸形的报道。

3. 中度或重度肝功能损伤患者和 / 或肝脏转氨酶即 AST 和 / 或 ALT 的基线值高于正常值上限（ULN）3 倍,尤其是总胆红素增加超过正常值上限 2 倍的患者。

4. 合并使用环孢素 A 者。

5. 合并使用格列本脲者。

【孕妇及哺乳期妇女用药】

本品具有潜在致畸性。

1. 孕妇

尚无关于本品用于妊娠妇女的可靠数据,其对人类的潜在风险尚不明确。本品禁用于妊娠妇女。

2. 育龄期妇女

对有妊娠可能的妇女在开始本品治疗前,应明确其是否妊娠,然后对其避孕措施给予合理建议,并开始采取可靠的避孕措施。患者和医生都必须知道,由于药代动力学的相互作用,本品可能会导致激素类避孕药失效。因此,有妊娠可能的女性患者不应单独应用激素类避孕药（包括口服、注射、透皮和植入等剂型）,应加用或换用其他可靠的避孕方式。如果对给予患者何种避孕建议有任何疑问,建议咨询妇科医生。因为应用本品治疗可能会导致激素类避孕药无效,且妊娠可能会使重度肺动脉高压病情恶化,因此建议应用波生坦片治疗的患者应每月进行一次妊娠试验,以便早期发现妊娠。

3. 哺乳期妇女

尚不清楚本品是否分泌进入人乳汁。但因很多药物都可分泌到达乳汁,故建议服用本品的哺乳期妇女应停止哺乳。

【儿童用药】

本品在儿童患者中应用的安全性和有效性尚未确立。仅有在儿童患者中应用的少量经验。

【老年人用药】

本品的临床研究未包括足够的 65 岁及以上患者,尚无法确定其反应是否与年轻患者相同。

【贮藏】

室温保存,15 ～ 30℃。

【有效期】

48 个月。

波生坦分散片说明书

【适应证】

本品适用于治疗肺动脉高压(PAH)(WHO 第 1 组)。

在年龄 ≥ 3 岁的儿科特发性或遗传性 PAH 患者中改善肺血管阻力(PVR),预计可使运动能力得到改善。

对于 12 岁以上 18 岁以下儿童患者,推荐使用波生坦片,推荐剂量参考波生坦片。

在成年受试者中进行的波生坦分散片与波生坦片生物利用度比较结果显示,波生坦分散片的暴露量较低。因此仅可在无法服用波生坦片的成年患者中使用本品。

【规格】

32mg。

【用法用量】

应由有治疗肺动脉高压儿科患者丰富经验的医生决定是否开始本药治疗,并对治疗过程进行严格监测。

使用时先将本品溶解于适量水中,然后将药液给予患者服用。

1. 儿童推荐剂量和剂量调整

儿童患者(年龄 ≤ 12 岁)的剂量推荐

患者体重(年龄 ≤ 12 岁)	初始 4 周和维持剂量(4 周后)
4 ~ 8kg	16mg/ 次,每日两次
9 ~ 16kg	32mg/ 次,每日两次
17 ~ 24kg	48mg/ 次,每日两次
25 ~ 40kg	64mg/ 次,每日两次
> 40kg	64mg/ 次,每日两次

儿童患者(12 岁以上至 18 岁以下):对于 12 岁以上 18 岁以下儿童患者,推荐使用波生坦片,推荐剂量参考波生坦片说明书。对无法服用波生坦片的 12 岁以上 18 岁以下且体重 ≤ 40kg 的儿童患者,本品的推荐初始剂量和维持

剂量为 64mg/次,早、晚各一次。对无法服用波生坦片的 12 岁以上 18 岁以下且体重 > 40kg 的儿童 PAH 患者,本品推荐的初始剂量为 64mg/次,早、晚各一次,持续 4 周,随后增加至推荐的维持剂量 128mg/次,早、晚各一次。

应将本品置于汤匙中并加入少量水,进行搅拌以使其溶解,再吞服。患者应再于汤匙中加入少量水并吞服,以确保所有药物均被服用。如有可能,应饮用一杯水以确保所有药物均被摄入。如有必要,可沿本品表面的刻痕将其掰开。用双手拇指与食指分别捏住药片的两边,使刻痕面朝上并沿刻痕掰开药片。

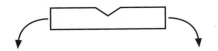

本品手工掰开二分之一片使用后,剩余的部分在室温下保存,应在 7 天内使用。本品包装在儿童安全泡罩中。应按如下步骤取出本品:①在齿孔处分开;②按箭头方向剥离包装纸;③从泡罩中推出分散片。

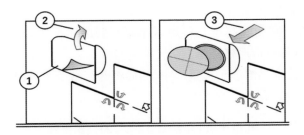

2. 成人患者剂量推荐

本品仅在儿童患者中进行了临床研究。在成人受试者中进行的波生坦分散片与波生坦片生物利用度比较结果显示波生坦分散片的暴露量较低。因此仅可在无法服用波生坦片的成人患者中使用本品。体重 ≤ 40kg 的成人患者,本品的推荐初始剂量和维持剂量为 64mg/次,早、晚各一次。体重 > 40kg 的成人患者中,本品推荐的初始剂量为 64mg/次,早、晚各一次,持续 4 周,随后增加至推荐的维持剂量 128mg/次,早、晚各一次。

3. 转氨酶持续升高患者的剂量调整

在治疗前必须检测肝脏转氨酶水平,并在治疗期间每月复查一次。如果发现转氨酶水平升高,必须改变监测和治疗计划。本品治疗过程中,转氨酶持续增高 > 3 倍正常值上限患者剂量调整和监测建议见附表 2–2。如果肝脏转氨酶升高并伴有肝损害临床症状,如贫血、恶心、呕吐、发热、腹痛、黄疸、嗜睡和乏力、流感样综合征(关节痛、肌痛、发热)或胆红素升高 ≥ 2 倍正常值上限时,必须停药且不得重新应用本品。

附表 2-2 转氨酶持续增高＞3 倍正常值上限患者剂量调整和监测

ALT/AST 水平	剂量调整和监测建议
＞3 倍 ULN 且 ≤ 5 倍 ULN	应再做一次肝脏功能检查进行确证;如确证,则应减少每日剂量或者停药,并至少每 2 周监测一次转氨酶水平。如果转氨酶恢复到用药前水平,可以酌情考虑继续或者重新用药
＞5 倍 ULN 且 ≤ 8 倍 ULN	应再做一次肝脏功能检查进行确证;如确证,应停药,并至少每 2 周监测一次转氨酶水平,一旦转氨酶恢复到治疗前水平可考虑重新用药
＞8 倍 ULN	必须停药,且不得重新用药

重新用药:仅当使用本品的潜在益处高于潜在风险,且转氨酶降至治疗前水平时,方可考虑重新用药。重新用药时应从初始剂量开始,且必须在重新用药后 3 天内进行转氨酶检测,2 周后再进行一次检测,随后根据上述建议进行监测。

4. 治疗前有肝损伤患者的用药

中度和重度肝脏损伤患者应禁用本品,轻度肝损伤患者无须调整剂量。

5. 治疗前有肾损伤患者的用药

肾损伤患者无须调整剂量。正在接受透析治疗的患者无须调整剂量。

6. 与利托那韦联合使用

服用利托那韦的患者联合使用本品:在接受利托那韦治疗至少 10 天的患者中,根据个体患者的耐受性以本品的推荐初始剂量开始服用,每天 1 次或隔天 1 次。

服用本品的患者联合使用利托那韦:开始给予利托那韦前至少应停用本品 36 小时。使用利托那韦至少 10 天后,再根据个体患者的耐受性按本品的推荐初始剂量每天 1 次或隔天 1 次恢复给药。

7. 漏服

如果本品预定给药过程中出现了漏服,不得服用双倍剂量来弥补漏服的剂量。患者应在规定的下次给药时间再服用本品。

8. 治疗中止

尚无肺动脉高压患者在推荐剂量下突然中止使用本品的经验。为了避免同类疾病的其他治疗药物停药时出现临床情况突然恶化,应对患者进行密切监测,并考虑逐步减量(停药前的 3 ~ 7 天将剂量减至一半)。在停药期间应加强病情监测。

【不良反应】

最常见的不良反应为头痛(11.5%)、水肿 / 体液潴留(13.2%)、肝功能检查结果异常(10.9%)和贫血 / 血红蛋白减少(9.9%)。

系统器官分类	频率	不良反应
血液及淋巴系统疾病	常见	贫血,血红蛋白降低
	未知	需要输注红细胞的贫血或血红蛋白下降
	偶见	血小板减少
	偶见	中性粒细胞减少症,白细胞减少症
免疫系统疾病	常见	超敏反应(包括皮炎、皮肤瘙痒、皮疹)
	罕见	速发过敏反应和 / 或血管性水肿
神经系统疾病	十分常见	头痛
	常见	晕厥
眼部疾病	未知	视物模糊
心脏疾病	常见	心悸
血管疾病	常见	潮红
	常见	低血压
呼吸系统、胸部和纵隔疾病	常见	鼻充血
胃肠道疾病	常见	胃食管反流性疾病,腹泻
肝胆疾病	十分常见	肝功能检测结果异常
	偶见	伴随肝炎的转氨酶升高(包括潜在的肝炎恶化)和 / 或黄疸
	罕见	肝硬化,肝功能衰竭
皮肤及皮下组织疾病	常见	红斑
全身性疾病及用药部位状况	十分常见	水肿,体液潴留

【禁忌】

以下患者禁用本品:

1. 对波生坦及本品所含任何组分过敏者。

2. 孕妇或未采取充分避孕措施（至少采用 2 种可靠的避孕措施）的育龄期妇女，在动物中曾有胎仔畸形的报道。

3. 中度或重度肝功能损伤患者和 / 或肝脏转氨酶即 AST 和 / 或 ALT 的基线值高于正常值上限（ULN）3 倍，尤其是总胆红素增加超过 2 倍 ULN 的患者。

4. 合并使用环孢素 A 者。

5. 合并使用格列本脲者。

【孕妇及育龄期妇女用药】

波生坦具有潜在致畸性。

1. 孕妇

尚无关于本品用于妊娠妇女的可靠数据，其对人类的潜在风险尚不明确。本品禁用于妊娠妇女。

2. 育龄期妇女

对有妊娠可能的妇女在开始本品治疗前，应明确其是否妊娠，然后对其避孕措施给予合理建议，并开始采取可靠的避孕措施。患者和医生都必须知道，由于药代动力学的相互作用，本品可能会导致激素类避孕药失效。因此，有妊娠可能的女性患者不应单独应用激素类避孕药（包括口服、注射、透皮和植入等剂型），应加用或换用其他可靠的避孕方式。如果对给予患者何种避孕建议有任何疑问，建议咨询妇科医生。因为应用本品治疗可能会导致激素类避孕药无效，且妊娠可能会使重度肺动脉高压病情恶化，因此建议应用波生坦分散片治疗的患者应每月进行一次妊娠试验，以便早期发现妊娠。

【儿童用药】

尚未确立在小于 1 岁患者中的安全性和疗效。

在新生儿持续性肺高压（PPHN）患者中，尚未证明波生坦标准治疗的获益。尚不能给出剂量推荐。

【老年人用药】

波生坦的临床研究未包括足够的 65 岁及以上患者，尚无法确定其反应是否与年轻患者相同。

【贮藏】

25℃以下保存。

【有效期】

36 个月。

安立生坦片说明书

【适应证】

本品适用于治疗有 WHO Ⅱ级或Ⅲ级症状的肺动脉高压患者（WHO 分类 1 组），用以改善运动能力和延缓临床恶化。支持安立生坦有效性的研究主要包括特发性或遗传性 PAH 或结缔组织病相关性 PAH 病因学特征的患者。

【规格】

5mg

【用法用量】

成人剂量

起始剂量为空腹或进餐后口服 5mg，每日一次；如果耐受则可考虑调整为 10mg，每日一次。

药片可在空腹或进餐后服用。不能对药片进行掰半、压碎或咀嚼。开始使用安立生坦治疗前和治疗的过程中要进行肝功能的监测。

育龄期女性

女性只有在妊娠测试阴性以及使用合适的避孕方法进行避孕的情况下才能接受治疗。接受安立生坦治疗的育龄期女性应每月进行妊娠测试。

已存在的肝损害

不建议中度或重度肝功能损害患者使用安立生坦。目前没有关于安立生坦在已有轻度肝功能损害的患者中应用的资料；然而，在此类患者中安立生坦的暴露量可能会升高。

肝转氨酶升高

其他内皮素受体拮抗剂（ERAs）与转氨酶（AST、ALT）升高、肝毒性和肝衰竭病例相关。对于开始服用安立生坦后发生肝损伤的患者，应全面调查其肝损伤的诱因。如转氨酶升高 > 5 × ULN 或转氨酶升高还伴随胆红素 > 2 × ULN，或伴有肝功能不全的症状或体征，并且可排除其他原因，则停用安立生坦。

与环孢素 A 合用

与环孢素 A 合用时，安立生坦的剂量应控制在 5mg 以内，每日一次。

【不良反应】

系统器官分类	十分常见	常见	偶见	未知
血液和淋巴系统异常	贫血(血红蛋白和/或红细胞压积下降)			
免疫系统异常		过敏(包括药物过敏)		
神经系统异常	眩晕、头痛			
心脏异常	心悸			
血管功能异常	潮红(包括潮热)			
呼吸系统、胸和纵隔异常	鼻充血、鼻窦炎、鼻咽炎、呼吸困难(活动时呼吸困难)			
胃肠系统异常	腹痛(包括上腹痛和下腹痛)、恶心	呕吐、便秘		
皮肤及皮下组织类异常		皮疹(红斑性发疹、周身皮疹、斑状皮疹、丘疹样皮疹、皮疹瘙痒)		
眼器官异常		视觉损害(包括视物模糊)		
肝胆异常		转移酶升高		肝损伤,自身免疫性肝炎
全身性疾病和给药部位各种反应	疲劳、液体潴留(包括体液超负荷)、外周性水肿	虚弱		

【禁忌】

1. 妊娠

妊娠妇女应用安立生坦可能会导致胎儿损害。致畸性是内皮素受体拮抗剂的一类作用。

安立生坦禁用于明确或可能已经怀孕的妇女。如果在妊娠期间应用该药，或在应用该药过程中怀孕，患者应被告知可能对胎儿产生的危害。

对于有生育能力的女性，在开始治疗前必须排除妊娠，并且在治疗过程中以及治疗后 1 个月内进行避孕，并建议用药期间每月复查妊娠试验，直至停止治疗后 4 周。

2. 特发性肺纤维化（IPF）

特发性肺纤维化（IPF）伴或不伴继发性肺动脉高压患者禁用安立生坦。

3. 重度肝功能损害

对安立生坦、大豆或安立生坦片中任何一种辅料过敏者禁用。

【孕妇及哺乳期妇女用药】

1. 孕妇

安立生坦禁用于明确或可能已经怀孕的妇女。如果在妊娠期间应用该药，或在应用该药过程中怀孕，患者应该被告知可能对胎儿产生的危害。

2. 哺乳期妇女

目前尚不清楚安立生坦是否会随着乳汁进行分泌。不推荐在服用安立生坦的期间进行母乳喂养。

【儿童用药】

目前尚未确立本品在儿童患者中应用的安全性和有效性。

【老年人用药】

老年患者（≥ 65 岁）接受安立生坦治疗后，在步行距离方面的改善程度差于较年轻的患者，但对此类亚组分析的结果必须进行谨慎的解释。与较年轻的患者相比，外周性水肿在老年患者中更为常见。

【贮藏】

遮光，密封，30℃以下保存。

【有效期】

24 个月。

马昔腾坦片说明书

【适应证】

本品的有效性研究是一项在 WHO 心功能分级 Ⅱ～Ⅲ 级的 PAH 患者中平均治疗 2 年的长期研究。患者用本品单药治疗,或与 5 型磷酸二酯酶抑制剂、吸入性前列腺素类药物合用。患者包括特发性或遗传性 PAH,与结缔组织病相关的 PAH,与修复分流的先天性心脏病相关的 PAH。

【规格】

10mg。

【用法用量】

应由在肺动脉高压治疗方面具有经验的医生启动治疗,并对治疗进行监测。

1. 剂量

本品的推荐剂量是 10mg,每日一次口服,可随餐或空腹服用。不建议患者将药片掰半、压碎或咀嚼服用。尚未在 PAH 患者中开展过高于 10mg、每日一次剂量的研究,故不建议使用。

2. 漏服

应每天在固定时间服用本品。如果漏服,应尽快补服,并在固定时间服用下一剂药物,同时须告知患者不得服用双倍剂量来弥补漏服的剂量。

3. 育龄期女性的妊娠试验

育龄期女性只有妊娠试验结果为阴性时才可开始使用本品治疗。治疗期间应每月进行一次妊娠试验。

4. 肝功能不全患者

根据药代动力学数据,在轻度、中度或重度肝功能损伤患者中,无须进行剂量调整。然而,在中度或重度肝功能损伤的 PAH 患者中,尚没有应用本品的临床经验。不推荐在中度肝损伤患者中使用本品。不得在重度肝损伤患者或肝转氨酶出现有临床意义增高(高于正常值上限 3 倍)的患者中启动本品治疗。在开始使用本品前应进行肝酶检查,并在治疗期间依据临床情况复查。

5. 肾功能不全患者

根据药代动力学数据,在肾功能损伤患者中无须调整剂量。尚无本品在重度肾功能损伤 PAH 患者中使用的临床经验,建议在此人群使用应谨慎。肾功能不全的患者使用本品治疗过程中出现低血压和贫血的风险可能更高,因此,应考虑监测血压和血红蛋白。不推荐在接受透析治疗的患者中使用本品。

【不良反应】

临床显著不良反应包括:胚胎 – 胎儿毒性、肝毒性、体液潴留、血红蛋白降低。

【禁忌】

已知对马昔腾坦或本品任何辅料过敏的患者禁用本品。

妊娠:在妊娠妇女中应用本品可能会导致胎儿损害。本品禁用于孕妇。在动物研究中显示出致畸作用。如果在妊娠期间服用该药,患者应被告知可能对胎儿产生的危害。

【孕妇、哺乳期妇女及育龄期女性和男性用药】

1. 疾病相关的孕妇或胚胎 / 胎儿风险

在肺动脉高压患者中,孕妇和胎儿发病率和死亡率增加与妊娠相关,包括自然流产、宫内发育迟缓和早产。

2. 哺乳期妇女

尚不清楚本品是否分泌进入人乳汁。马昔腾坦及其代谢产物出现在哺乳期大鼠的乳汁中。由于很多药物可分泌进入乳汁,并且由于婴儿可能对马昔腾坦产生严重不良反应,故建议哺乳期妇女停止哺乳或停用本品。

3. 育龄期女性和男性

(1)女性

妊娠试验:育龄期女性患者妊娠试验结果必须为阴性才可开始本品治疗,在服用本品期间每月进行一次妊娠试验,并在停药后一个月进行一次妊娠试验。须告知患者如果发生妊娠或疑似妊娠应联系医护人员。无论何种原因,如怀疑妊娠,应进行妊娠试验。对于妊娠试验结果阳性的患者,应告知其药物对胎儿的潜在风险。

避孕:服用本品治疗期间及治疗后一个月,育龄期女性患者应使用可靠的避孕措施。患者可选择一个高效的避孕方式(宫内节育器、皮下埋植剂或输卵管绝育术)或组合措施(激素疗法与一种或两种屏障法)。如果配偶选择输精管切除术作为避孕措施,必须同时使用一种激素或屏障避孕法。应为患者妊娠的计划和预防提供咨询,包括紧急避孕,或指定其他受过避孕咨询培训的医护人员提供咨询。

(2)男性

睾丸作用:与其他内皮素受体拮抗剂(ERA)一样,本品可对精子的生成产生不良作用。

不育:根据动物研究结果,本品可能损害有生育能力的雄性动物的生育力。尚不清楚对生育力的影响是否可逆。用马昔腾坦治疗后,观察到雄性动物出现睾丸生精小管萎缩。尚不清楚这一发现与人类的相关性,但不能排除对精子产生的潜在不利影响。

【儿童用药】

尚未确定本品在儿童患者中的安全性和有效性。

【老年人用药】

在应用本品治疗肺动脉高压的临床研究中,14% 的受试者为 65 岁以上,这些受试者与较年轻受试者相比,在安全性和有效性方面未观察到整体差异。在年龄＞75 岁患者中使用本品的临床经验有限,因此在此人群中使用本品应谨慎。

【贮藏】

30℃以下保存。

【有效期】

60 个月。

枸橼酸西地那非片说明书

【适应证】

本品适用于治疗成人肺动脉高压(PAH,WHO第1组),以改善运动能力和延缓临床恶化。已在依前列醇治疗基础上加用本品的临床研究中证明了临床恶化的延缓效应。

证明有效性的研究主要纳入的患者为WHO心功能分级Ⅱ～Ⅲ级的特发性PAH、与结缔组织病相关的PAH。

【规格】

20mg。

【用法用量】

由对肺动脉高压治疗有经验的医生对患者进行治疗的启动和监测。如果经本品治疗后临床恶化,应考虑选择其他疗法。

1. 剂量

(1)成人:推荐剂量为20mg,一日三次。对于漏服的患者,医生应告知其尽快服药,之后继续按照正常剂量服药。对于漏服的剂量,患者不应通过服用双倍剂量的方式加以补偿。

(2)服用其他药物的患者:通常情况下,只有在进行仔细获益-风险评估后方可进行剂量调整。当在已接受CYP3A4抑制剂(如红霉素或沙奎那韦)的患者中同时给药枸橼酸西地那非时,应考虑将剂量下调至20mg,每日两次。若与更为强效的CYP3A4抑制剂(克拉霉素、泰利霉素和奈法唑酮)同时使用,建议将剂量下调至20mg,每日一次。枸橼酸西地那非与最强效CYP3A4抑制剂的同时使用见【禁忌】相关内容。当与CYP3A4诱导剂同时使用时,可能需要对枸橼酸西地那非进行剂量调整。

(3)特殊人群

1)老年患者(≥65岁):不需要进行剂量调整。以6分钟步行距离测定出的老年患者临床疗效可能会偏低。

2)肾功能受损患者:包括严重肾功能受损(肌酐清除率<30ml/min)在内,肾功能受损患者不需要进行初始剂量的调整。只有在治疗不能良好耐受时,仔细进行获益-风险评估后应当考虑将剂量下调至20mg,每日两次。

3)肝功能受损患者:肝功能受损患者(Child-Pugh分级A级和B级)不需

要进行初始剂量的调整。只有在治疗不能良好耐受时,仔细进行获益 – 风险评估后应当考虑将剂量下调至 20mg,每日两次。

本品禁用于严重肝功能受损患者(Child–Pugh 分级 C 级)。

2. 中止治疗

有限的资料显示,本品治疗的突然中止不会引起肺动脉高压反弹恶化。为避免在停药期间发生突然临床恶化的可能性,应当考虑逐步减量。在中止治疗期间建议加强监测。

3. 给药方式

本品仅供口服使用。服药间隔为 6 ～ 8 小时,可与食物同服或不与食物同服。

【不良反应】

系统器官分类	十分常见	常见	偶见	未知
感染和传染		蜂窝织炎、流感、支气管炎、鼻窦炎、鼻炎、胃肠炎		
血液和淋巴系统疾病		贫血		
代谢和营养疾病		液体潴留		
精神疾病		失眠、焦虑		
神经系统疾病	头痛	偏头痛、震颤、感觉异常、灼伤感、感觉减退		
眼部疾病		视网膜出血、视力缺损、视觉模糊、畏光、色视症、蓝视症、眼刺激、眼部充血	视觉灵敏度减退、复视、眼睛感觉异常	非动脉炎性前部缺血性视神经病变(NAION)、视网膜血管闭塞、视野缺损
耳和迷路疾病		眩晕		突发性听力丧失
血管疾病	面部潮红			低血压
呼吸系统、胸腔、纵隔疾病		鼻出血、咳嗽、鼻腔充血		

续表

系统器官分类	十分常见	常见	偶见	未知
消化系统疾病	腹泻、消化不良	胃肠炎、胃食管反流疾病、痔疮、腹胀、口干		
皮肤和皮下组织疾病		脱发、红斑、夜间出汗		皮疹
肌肉骨骼和结缔组织疾病	四肢痛	肌痛、背痛		
肾脏和泌尿系统疾病			血尿	
生殖系统和乳房疾病			阴茎出血、血精症、男性乳腺发育症	阴茎异常勃起、勃起增强
一般病变和用药部位状况		发热		

【禁忌】

1. 对药品活性成分和赋形剂过敏者禁用。

2. 由于硝酸盐类药物具有降压效应,因此严禁与一氧化氮供体(如亚硝酸戊酯)或任何形式的硝酸盐合用(无论是规律还是间断用药)。

3. 5 型磷酸二酯酶抑制剂(包括西地那非)严禁与鸟苷酸环化酶刺激剂(如利奥西呱)合用,可能导致症状性低血压。

4. 严禁与最强效的 CYP3A4 抑制剂(如酮康唑、伊曲康唑、利托那韦)合用。

5. 存在非动脉炎性前部缺血性视神经病变(NAION)引起的单眼视力丧失的患者,无论这一病变与以往使用 5 型磷酸二酯酶抑制剂有无联系,禁忌使用。

6. 西地那非的安全性未在下列亚组患者中开展研究,因此禁用于严重肝损害、近期脑卒中或心肌梗死史、初始严重低血压(血压低于 90/50mmHg)患者。

【育龄期妇女、孕妇及哺乳期妇女用药】

1. 具有生育能力的女性

由于缺乏关于本品对妊娠女性影响的数据,因此不推荐将本品用于具有生育潜力的女性,除非同时采取适当的避孕措施。

2. 妊娠

缺乏在妊娠妇女中使用西地那非的数据。动物实验未发现本品直接或间接对妊娠和胚胎／胎儿发育的损伤。动物研究中发现对出生后的发育有毒性影响。

由于缺乏数据,本品不应用于妊娠妇女,除非极其迫切需要。

3. 哺乳

未在哺乳女性中进行充分且良好的对照研究。来自一例哺乳女性的数据显示,西地那非及其活性代谢物 N- 去甲基西地那非分泌至乳汁中的水平非常低。尚没有关于母乳喂养的婴儿中不良事件的临床数据,但摄入的乳汁量预计不会导致任何不良影响。医生应谨慎评估母亲对西地那非的临床需求以及可能对母乳喂养的婴儿产生的任何不良影响。

4. 生育力

基于生育力的传统研究,非临床数据显示对人体没有特定危害。

【儿童用药】

本品不用于儿童。

【老年人用药】

不需要进行剂量调整。以 6 分钟步行距离测定出的老年患者临床疗效可能会偏低。

【贮藏】

密封,30℃以下保存。

【有效期】

60 个月。

利奥西呱片说明书

【适应证】

慢性血栓栓塞性肺肺高血压（CTEPH）

用于治疗术后持续性或复发性 CTEPH 或无法手术的 CTEPH，且 WHO 心功能分级（WHO-FC）为 Ⅱ～Ⅲ 级的成年患者，从而改善患者的运动能力。

动脉性肺动脉高压（PAH）

作为单药或与内皮素受体拮抗剂或前列环素联合使用，治疗动脉性肺动脉高压（PAH），且 WHO-FC 为 Ⅱ～Ⅲ 级的成年患者，从而改善患者的运动能力。本品确证性试验主要纳入了 WHO 心功能分级 Ⅱ～Ⅲ 级，并存在特发性或遗传性动脉性肺动脉高压或结缔组织疾病相关动脉性肺动脉高压患者。

【规格】

0.5mg；1mg；1.5mg；2mg；2.5mg。

【用法用量】

仅在有 CTEPH 或 PAH 治疗经验的医生处方及监督下开始使用本品。

1. 剂量

（1）剂量滴定：推荐的起始剂量为每次 1mg，每日 3 次，治疗 2 周。片剂应每隔 6～8 小时服用 1 次，每日 3 次。

如果收缩压 ≥ 95mmHg，并且患者无低血压的症状或体征，则可每隔 2 周增加一次剂量，每次增幅为 0.5mg，每日 3 次，最大增至 2.5mg，每日 3 次。如果收缩压 < 95mmHg，且患者无低血压的症状或体征，则应维持剂量不变。如果剂量上调期内任何时间的收缩压下降到 95mmHg 以下，并且患者表现出低血压的症状或体征，则当前剂量应减少 0.5mg，每日 3 次。

（2）维持剂量：应维持已确定的个体剂量，除非出现低血压症状和体征。最大每日总剂量为 7.5mg，即每次 2.5mg，每日 3 次。如果漏服一次药物，应按照计划继续治疗，进行下一次给药。如果治疗已经中断 3 日或更长时间（治疗停止），按每次 1mg，每日 3 次，为期 2 周的剂量水平重新开始治疗，并按照上述剂量滴定方案继续进行治疗。

如果无法耐受，可随时考虑减量。

（3）食物：通常可随餐或空腹服用片剂。因为与餐时相比，空腹状态下利奥西呱的血浆峰浓度升高,所以对于易发生低血压的患者,不建议在餐时服药和空腹服药之间转换。

(4)特殊人群:治疗开始时,进行个体化剂量滴定,使滴定后剂量满足患者需要。

(5)儿童:尚无临床数据支持在 18 岁以下儿童和青少年患者中使用利奥西呱的安全性和有效性。临床前数据显示,利奥西呱对骨骼生长有不良反应。在意义明确之前,应避免在儿童和生长期青少年中使用利奥西呱。

(6)老年人:老年患者(≥ 65 岁)的低血压风险增加,因此个体化剂量滴定过程中应非常谨慎。

(7)肝功能损害:因尚未对重度肝功能损害患者(Child Pugh C 级)进行研究,所以禁止在此类患者中使用利奥西呱。本品在中度肝功能损害患者(Child Pugh B 级)中的暴露水平升高,因此在个体化剂量滴定期间须非常谨慎。

(8)肾功能损害:重度肾功能损害患者(肌酐清除率< 30ml/min)的数据有限,并且未获得透析患者的数据。因此,不建议在此类患者中使用利奥西呱。因中度肾功能损害患者(肌酐清除率 30 ～ 50ml/min)的药物暴露水平升高,所以肾功能损害患者的低血压风险升高,在个体化剂量滴定时应特别慎重。

(9)接受稳定剂量的强效多途径 CYP 和 P- 糖蛋白(P-gp)/ 乳腺癌耐药蛋白(BCRP)抑制剂的患者:在接受稳定剂量的强效多途径 CYP 和 P-gp/ BCRP 抑制剂如唑类抗真菌剂(例如酮康唑、泊沙康唑、伊曲康唑)或 HIV 蛋白酶抑制剂(例如利托那韦)的患者中启用利奥西呱时,应考虑使用 0.5mg 每日 3 次的起始剂量,以降低发生低血压的风险。在开始治疗和治疗期间监测低血压的体征和症状。如果患者出现低血压体征或症状,则应考虑对利奥西呱剂量为 1.0mg 及以上的患者进行减量。

(10)吸烟者:与非吸烟者相比,吸烟者体内利奥西呱的血浆浓度降低。由于存在疗效降低的风险,建议目前吸烟者停止吸烟。吸烟或治疗期间开始吸烟的患者剂量需要增至每次 2.5mg,每日 3 次。停止吸烟的患者可能需要减量。

2. 给药方法

口服。

对于无法吞服整片药物的患者,可粉碎利奥西呱片剂,并与水或软性食物(例如苹果酱)混合后立即口服。

【不良反应】

Ⅲ期临床研究中利奥西呱的不良反应

MedDRA 系统器官分类	非常常见	常见	不常见
感染及侵染类疾病		胃肠炎	
血液及淋巴系统疾病		贫血（包括相应的实验室参数）	
各类神经系统疾病	头晕、头痛		
心脏疾病		心悸	
血管与淋巴管类疾病		低血压	
呼吸系统、胸及纵隔疾病		咯血、鼻衄、鼻充血	肺出血
消化系统疾病	消化不良、腹泻、恶心、呕吐	胃炎、胃食管反流病、吞咽困难、胃肠道疼痛和腹痛、便秘、腹胀	
全身性疾病及给药部位各种反应	外周水肿		

【禁忌】

1. 联合使用特异性 5 型磷酸二酯酶（PDE-5）抑制剂（例如西地那非、他达拉非或伐地那非）或非特异性 PDE 抑制剂（例如双嘧达莫或茶碱）。

2. 重度肝功能损害（Child Pugh C 级）。

3. 对本品有效成分或任何一种辅料过敏。

4. 妊娠。

5. 与任何形式的硝酸盐类药物或一氧化氮供体药物（例如亚硝酸戊酯）联合应用。

6. 开始治疗时收缩压 < 95mmHg。

7. 特发性肺间质纤维化（PH-IIP）相关性肺动脉高压。

【注意事项】

在动脉性肺动脉高压中,利奥西呱研究主要在特发性或遗传性动脉性肺动脉高压和结缔组织疾病相关动脉性肺动脉高压患者中进行。不建议利奥西呱用于尚未研究的其他类型的 PAH。

在慢性血栓栓塞性肺动脉高压中,肺动脉内膜剥脱术是可能的根治性治疗。根据医疗实践标准,在接受利奥西呱治疗前,必须由专家对手术指征进行评估。

1. 肺静脉闭塞性疾病

肺血管扩张剂可显著恶化肺静脉闭塞病（PVOD）患者的心血管状况。因此不建议此类患者服用利奥西呱。一旦患者出现肺水肿的体征，则应考虑可能发生相关肺静脉闭塞病，并且应停止利奥西呱治疗。

2. 呼吸道出血

肺动脉高压患者中，特别是正在接受抗凝治疗的患者，发生呼吸道出血的可能性升高。建议根据医疗常规，对服用抗凝剂的患者进行密切监测。

在利奥西呱治疗下，特别是存在多种危险因素的情况下，例如严重咯血近期发作（包括已经给予支气管动脉栓塞术处理者），发生严重和致死性呼吸道出血的风险可进一步升高。有严重咯血病史或既往接受支气管动脉栓塞术的患者，不得接受利奥西呱治疗。如果出现呼吸道出血，应定期评价继续治疗的获益–风险状况。

3. 低血压

利奥西呱可导致血压降低。在开具利奥西呱处方之前，医生应仔细考虑患者是否存在某些易感因素，例如患者正在接受降压治疗或患有静息期低血压、血容量不足、重度左心室流出道梗阻或自主神经功能障碍等。

利奥西呱不得用于收缩压低于 95mmHg 的患者。

4. 肾功能损害

重度肾功能损害患者（肌酐清除率 < 30ml/min）的数据有限，并且未获得透析患者数据，不建议在此类患者中使用利奥西呱。因为轻、中度肾功能损害患者的药物暴露水平升高，所以低血压风险升高，在个体化剂量滴定时应特别慎重。

5. 肝功能损害

利奥西呱禁用于重度肝功能损害患者（Child Pugh C 级）。药代动力学数据显示，在中度肝功能损害患者（Child Pugh B 级）中，利奥西呱的暴露水平升高，因此，在个体化剂量滴定期间，必须特别谨慎。

在治疗开始前肝转氨酶水平升高（> 3 倍 ULN）或直接胆红素水平升高（> 2 倍 ULN）的患者尚无利奥西呱治疗的临床经验，此类患者不建议使用利奥西呱。

6. 吸烟者

与非吸烟者相比，吸烟者利奥西呱的血浆浓度降低。在利奥西呱治疗期间开始或停止吸烟的患者，需要进行剂量调整。

7. 和其他药品的合并用药

（1）利奥西呱与强效多途径细胞色素 P450（CYP）抑制剂和 P- 糖蛋白 / 乳腺癌耐药蛋白（P-gp/BCRP）抑制剂联合使用，例如唑类抗真菌药（例如酮康唑、泊沙康唑、伊曲康唑）或 HIV 蛋白酶抑制剂（例如利托那韦），可导致利奥西呱暴露水平明显升高。

（2）在对接受稳定剂量的强效多途径 CYP 和 P-gp/BCRP 抑制剂的患者开具利奥西呱之前，应对每位患者进行个体化获益 - 风险评估。为降低低血压风险，应考虑降低剂量，并监测低血压的体征和症状。

（3）在接受稳定剂量利奥西呱治疗的患者中，不建议启用强效多途径 CYP 和 P-gp/BCRP 抑制剂，因为目前数据有限无法提供剂量推荐，应考虑使用其他治疗方案。

（4）利奥西呱与强效 CYP1A1 抑制剂（例如酪氨酸激酶抑制剂厄洛替尼），以及和强效 P-gp/BCRP 抑制剂（例如免疫抑制剂环孢霉素 A）的联合应用，可导致利奥西呱的暴露水平升高。因此，应谨慎使用这些药品，监测患者的血压水平，并考虑降低利奥西呱的剂量。

8. 儿童

尚无临床数据支持在 18 岁以下儿童和青少年患者中使用利奥西呱的安全性和有效性。临床前数据显示，利奥西呱对骨骼生长有不良反应。在意义未明之前，应避免在儿童和生长期青少年中使用利奥西呱。

9. 辅料

存在半乳糖不耐受、总乳糖酶缺乏或葡萄糖 - 半乳糖吸收不良等罕见遗传性疾病的受试者不应使用本品。

10. 妊娠期 / 避孕

利奥西呱禁用于妊娠期。因此，有生育能力的女性必须采取有效的避孕措施。同时，建议开始治疗前、治疗期间每月以及治疗结束后 1 个月进行妊娠测试。

11. 生育力

尚未开展利奥西呱对人类生育力的影响研究。在大鼠生殖毒性研究中，可观察到睾丸重量下降，但对生育力无任何影响。该结果与人类的相关性未知。

12. 对驾驶和操作机械能力的影响

利奥西呱对驾驶或操作机械能力产生中度影响。头晕可能影响驾驶和操作机器的能力。驾驶或操作机器前，患者必须了解对本品的反应。

【孕妇及哺乳期妇女用药】

1. 妊娠期

尚未获得孕妇使用利奥西呱的数据。动物研究显示本品存在生殖毒性，并可通过胎盘转运。因此，利奥西呱禁用于妊娠期女性。在开始治疗前、治疗期间每月和停止治疗后 1 个月，应排除妊娠。同时，建议有生育能力的女性在开始治疗前、治疗期间每月和停止治疗后 1 个月进行妊娠测试。

2. 哺乳期

尚未获得哺乳期妇女使用利奥西呱的数据。动物研究显示，利奥西呱可被分泌至乳汁中。由于在哺乳婴儿时可能导致严重的不良反应，哺乳期不得使用利奥西呱。同时，不能排除本品对哺乳儿童的风险。因此，在本品治疗期间，必须停止哺乳。

【儿童用药】

尚无临床数据支持在 18 岁以下儿童和青少年患者中使用利奥西呱的安全性和有效性。临床前数据显示，利奥西呱对骨骼生长有不良反应。在意义未明之前，应避免在儿童和生长期青少年中使用利奥西呱。

【老年人用药】

老年患者（≥ 65 岁）的低血压风险增加，因此进行个体化剂量滴定时应非常谨慎。

老年患者（≥ 65 岁）的血浆药物浓度高于年轻患者的相应数据。老年人中，平均 AUC 数值约高出 40%，这主要由于老年人总（表观）清除率和肾清除率下降所造成。

【贮藏】

30℃以下保存。

【有效期】

36 个月。

曲前列尼尔注射液说明书

【适应证】

本品用于治疗肺动脉高压（WHO分类1组），以减轻运动引起的相关症状。在建立本品疗效的研究中，研究受试者包括NYHA功能分级Ⅱ～Ⅳ级的原发性和遗传性肺动脉高压、与先天性体肺循环分流相关的肺动脉高压以及与结缔组织疾病相关的肺动脉高压。

【规格】

20ml：20mg。

【用法用量】

本品用20ml玻璃瓶包装。本品无需进一步稀释可直接使用；或输注前用无菌注射用水或0.9%NaCl注射液稀释。本品的给药方式为皮下或静脉注射给药。

采用不同稀释剂稀释后药液的储存与使用期限如下。

不同稀释剂的选择

稀释剂	储存期限	使用期限
无	与本品有效期相同	40℃条件下，16周内用完
无菌注射用水/0.9%NaCl注射液	室温下可储存4小时 冷藏条件下可储存24小时	40℃条件下，48小时内用完

1. 剂量

（1）首次接受前列环素输注治疗患者的初始剂量：本品只能连续皮下（SC）或静脉（IV）输注。皮下输注是首选给药路径，但如果因为输注部位严重疼痛或反应而不能耐受皮下给药，也可经中心静脉导管给药。初始输注速率为1.25ng/（kg·min）。如果由于全身效应不能耐受初始剂量，应将注射速率降低至0.625ng/（kg·min）。

（2）剂量调整：长期剂量调整的目标是确定曲前列尼尔的剂量，使其可改善肺动脉高压症状，同时减少本品的其他药理学效应（头痛、恶心、呕吐、坐立不安、焦虑以及输注部位疼痛或反应）。

根据临床疗效进行剂量调整。在治疗的前四周,输注速率的增加值为每周 1.25ng/(kg·min),之后为每周 2.5ng/(kg·min)。如能耐受,可以更高频率调整剂量。应避免突然停止输注。可在中断数小时内重新以相同剂量速率给药,如果中断时间较长可能需要重新滴定剂量。

（3）肝功能不全患者:对于轻至中度肝功能不全患者,本品初始剂量应为 0.625ng/(kg·min),给药剂量应按理想体重计算,剂量增加须谨慎。尚未在严重肝功能不全患者中进行研究。

（4）肾功能不全患者:肾功能不全患者无须调整给药剂量。曲前列尼尔不通过透析清除。

2. 用法

注射给药前,应目检药品中是否存在颗粒物和变色。如本品存在颗粒物或变色,则不可使用。本品可经皮下或静脉输注给药。

（1）皮下输注:本品使用皮下药物输液泵,经插入式皮下导管连续皮下输注给药;或可用已清除干净的输液泵供本品输注使用。为避免药物输注中断,在发生中断时患者必须可立即获得备用输液泵和皮下输液器具。

本品给药使用的输液泵应满足以下要求:①最低输注速度可调整限度约为 0.002ml/h;②在输液管阻塞/不输液、设备电量低、程序错误和马达故障时,应有报警提醒;③输液速度准确率在 ±6% 或更佳;④正压驱动;⑤贮液器应由聚氯乙烯、聚丙烯或玻璃制成。

（2）静脉输注:本品使用静脉药物输送用外置输液泵,经留置中心静脉导管连续静脉输注给药;或可用已清除干净的输液泵供本品输注使用。如临床需要,可在大静脉中放置一个临时外周静脉套管,用于本品短期给药。外周静脉输注数小时可能会增加血栓性静脉炎的风险。为避免药物输注中断,在发生中断时患者必须可立即获得备用输液泵和输液器具。

本品给药使用的输液泵应满足以下要求:①在输液管阻塞/不输液、设备电量低、程序错误和马达故障时,应有报警提醒;②输液速度准确率在 ±6% 或更佳;③正压驱动;④贮液器应由聚氯乙烯、聚丙烯或玻璃制成。

应使用内部装有孔径 0.22μm 或 0.2μm 过滤器的输液装置。

【不良反应】

临床试验经验:由于临床试验是在不同条件下实施,所以观察到的不良反应发生率不能直接与其他药物临床试验中不良反应发生率进行比较,也不能反映实际可观察到的不良反应发生率。

1. 皮下给药的不良事件

曲前列尼尔注射液皮下给药后出现过多种不良事件,其中多数不良事件可能与基础疾病有关(呼吸困难、疲乏、胸痛、右心衰竭以及苍白)。在皮下给药临床试验中,曲前列尼尔治疗患者最常见的不良事件是输注部位出现疼痛和反应。输注部位反应定义为不包括疼痛或流血 / 青肿的任何局部不良事件,包括红斑、硬结或皮疹。有时会出现输注部位严重反应,可能导致停止治疗。

曲前列尼尔注射液皮下或静脉给药的其他不良事件包括腹泻、颌骨疼痛、水肿、血管舒张以及恶心,一般认为这些不良事件与曲前列尼尔药理学效应有关。

2. 长期给药的不良反应

肺动脉高压对照试验中曲前列尼尔注射液皮下给药患者发生率至少高于安慰剂组 3% 的不良反应包括:输注部位疼痛、输注部位反应、头痛、腹泻、恶心、皮疹、颌骨疼痛、血管舒张、水肿、低血压。

3. 药物输送系统导致的不良事件

曲前列尼尔注射液皮下给药对照试验中,无药物输送系统相关感染的报告。输注系统问题导致的不良事件主要与曲前列尼尔药物过量症状(如恶心)或出现 PAH 症状(如呼吸困难)有关。这些不良事件一般通过校正输液泵或输液装置解决,例如更换注射器或电池,重新设置泵或整理输送通道。输注系统问题导致的不良事件不会引起临床不稳定或病情迅速恶化。除了皮下给药期间药物输注系统引起的不良事件之外,静脉输注方式给药引起的不良事件包括手臂肿胀、感觉异常、血肿和疼痛。

【禁忌】

无。

【注意事项】

1. 导管相关性血流感染风险

本品静脉给药方式采用配有留置中心静脉导管的外置输液泵长期静脉输注。这种给药途径可导致血流感染(BSIs)和败血症,可能是致命的。因此,连续皮下输注是首选给药方式。

2. 一般使用条件

具有诊断和治疗肺动脉高压经验的临床医生可以使用本品。

本品是一种强效的肺部和全身血管扩张剂。本品必须在具有足够的生理监控和紧急救护人员及设备的医疗场所开始给药。本品可长期使用,但应慎重考虑患者使用本品和维护注射系统的能力。

3. 剂量调整

如症状未改善或恶化应增加剂量,如出现过度药理效应或不可接受的输注部位症状应降低剂量。

4. 突然停药或突然大幅降低剂量

突然停药或突然大幅降低剂量可能导致肺动脉高压症状恶化,应避免突然停药或突然大幅降低剂量。

5. 肝功能不全患者

肝功能不全患者应缓慢增加剂量,因为与肝功能正常患者相比,这些患者全身暴露浓度可能更大。

6. 症状性低血压风险

曲前列尼尔是一种肺部和全身性血管扩张剂。在全身动脉压低的患者中,本品治疗可引起症状性低血压。

7. 出血风险

曲前列尼尔注射液可抑制血小板聚集,增加出血风险。

【孕妇及哺乳期妇女用药】

1. 孕妇用药

曲前列尼尔在妊娠妇女中的使用案例有限,不足以得出与药物相关的不良发育风险。然而,对于母体和胎儿存在与肺动脉高压相关的风险。在动物研究中,基于 C_{max} 和 AUC,大鼠暴露量分别约为人体暴露量的 123 倍和 48 倍时,未观察到对生殖和发育有不良影响;家兔暴露量分别约为人体暴露量的 7 倍和 5 倍时观察到胎儿外观和软组织畸形以及骨骼畸形。

由于动物生殖试验不一定能预示人体反应,所以妊娠期间应慎用本品。

动物试验未观察到曲前列尼尔对生产和分娩有治疗相关影响。曲前列尼尔对人类生产和分娩的影响尚不清楚。

2. 哺乳期妇女用药

尚不清楚曲前列尼尔是否通过人乳汁分泌或口服后被全身吸收。鉴于多种药物均经人乳汁排泄,所以哺乳期妇女应慎用本品。

【儿童用药】

尚未确定本品在儿童患者中的安全性和有效性。临床试验中年龄 ≤ 16 岁患者数量较少,故不能确定儿童患者的反应是否与成年患者不同。

【老年人用药】

临床试验未包括足够数量的年龄 ≥ 65 岁患者,故不能确定老年患者的反应是否不同于年轻患者。总之,考虑到老年患者的肝脏、肾脏或心脏功能衰退,以及伴随疾病或应用其他药物治疗的比率更高,老年患者的剂量选择应特别慎重。

【药物相互作用】

1. 抗高血压药物或其他血管扩张剂

曲前列尼尔注射液与利尿剂、抗高血压药物或其他血管扩张剂合用,可能增加症状性低血压的风险。

2. 抗凝血剂

由于曲前列尼尔抑制血小板聚集,所以可能会增加出血风险,尤其是正在服用抗凝血剂的患者。

【贮藏】

15 ～ 25℃保存。

【有效期】

24 个月。

司来帕格片说明书

【适应证】

肺动脉高压

本品用于治疗肺动脉高压（PAH,WHO 第 1 组）以延缓疾病进展及降低因 PAH 而住院的风险。

证明有效性的研究主要纳入患者为 WHO 心功能分级 Ⅱ～Ⅲ级的特发性 PAH 或遗传性 PAH,结缔组织病相关 PAH,与修复分流的先天性心脏病相关的 PAH。

【规格】

0.2mg;0.4mg;0.6mg;0.8mg;1.0mg;1.2mg;1.4mg;1.6mg。

【用法用量】

应由具有肺动脉高压治疗经验的医生给予治疗及监测。

1. 剂量

（1）个体化剂量滴定:每位患者都应该进行剂量滴定至个人的最高耐受剂量,其剂量范围从 0.2mg、每日两次,到 1.6mg、每日两次（个体化维持剂量）。

推荐起始剂量为 0.2mg,每日两次,大约间隔 12 小时。之后以 0.2mg、每日两次的幅度增加剂量,通常每周增加一次。在治疗开始时和每次进行剂量增加时,建议在晚上服用第一剂。在剂量滴定期间可能发生反映本品作用机制的一些不良反应,例如头痛、腹泻、恶心和呕吐、下颌疼痛、肌痛、肢体疼痛、关节痛和面部潮红等,通常为一过性反应或仅需进行对症治疗。然而,如果达到患者无法耐受的剂量,则应将剂量减少至前一个较低剂量。

对于未发生反映本品作用机制的不良反应但剂量递增受限的患者,可以再次尝试继续增加至个人的最高耐受剂量,直到最高剂量 1.6mg、每日两次。

（2）个体化维持剂量:应维持剂量滴定期间所达到的最高耐受剂量。如患者对于某个剂量的治疗随着时间逐渐无法耐受,则应考虑对症治疗和 / 或将剂量降至前一个较低剂量。

（3）中断和停止治疗:如果漏服,应尽快补服,除非距离下一次服药时间已不足 6 小时。如果漏服 3 日或以上,则以较低的剂量重新服用本品并重新进行剂量滴定。

对 PAH 患者突然中断本品治疗的经验有限。尚未观察到急性反跳的证据。如果决定停止服用本品,应逐步停用,同时开始替代性治疗。

(4)肝功能不全患者:重度肝功能不全(Child-Pugh C 级)患者不得使用本品。对于中度肝功能不全(Child-Pugh B 级)患者,本品的起始剂量应为 0.2mg、每日一次,每隔一周增加 0.2mg、每日一次,直至出现无法耐受或医疗上无法处理的反映司来帕格作用机制的不良反应。轻度肝功能不全(Child-Pugh A 级)患者无须调整给药方案。

(5)肾功能不全患者:轻度或中度肾功能不全患者无须调整给药方案。重度肾功能不全 [估计肾小球滤过率 < 30ml/(min·1.73m²)] 患者无须改变起始剂量,对这些患者进行剂量滴定时应谨慎。

(6)与 CYP2C8 中效抑制剂合并给药时的剂量调整:当与 CYP2C8 中效抑制剂(例如氯吡格雷、地拉罗司和特立氟胺)合并给药时,应将本品的剂量减少至每日一次。当与 CYP2C8 中效抑制剂合并给药停止时,应恢复本品的给药频率至每日两次。

2. 给药方法

口服。应早、晚服用本品。为提高耐受性,建议随餐服用本品,并在每次剂量增加阶段开始时,在晚间服用第一次增加的剂量。不应将药片掰开、压碎或咀嚼,应用水送服。

视力不佳或失明患者在剂量滴定期间服用本品时应有他人协助。

【不良反应】

最常被报告的不良反应是头痛、腹泻、恶心呕吐、下颌疼痛、肌痛、肢体疼痛、关节痛和面部潮红。这些反应在剂量滴定期间较常发生。这些不良反应在严重程度上大部分为轻度至中度。

系统器官分类	十分常见 (≥ 1/10)	常见 (≥ 1/100 且< 1/10)	偶见 (≥ 1/1 000 且< 1/100)
血液与淋巴系统疾病		贫血、血红蛋白下降	
内分泌系统疾病		甲状腺功能亢进、促甲状腺激素减少	
代谢与营养类疾病		食欲不振、体重减轻	
神经系统疾病	头痛		
心脏疾病			窦性心动过速

系统器官分类	十分常见 （≥ 1/10）	常见 （≥ 1/100 且 < 1/10）	偶见 （≥ 1/1 000 且 < 1/100）
血管类疾病	面部潮红	低血压	
呼吸系统、胸及纵隔疾病	鼻咽炎（非感染起因）	鼻充血	
消化系统疾病	腹泻、呕吐、恶心	腹痛	
皮肤与皮下组织类疾病		皮疹、荨麻疹、红斑	
肌肉骨骼与结缔组织疾病	下颌疼痛、肌痛、关节痛		
全身性疾病及给药部位症状	肢体疼痛	疼痛	

【禁忌】

1. 对本品活性成分或任何辅料成分过敏。

2. 严重冠状动脉心脏病或不稳定型心绞痛。

3. 最近 6 个月内曾发生心肌梗死。

4. 病情未得到控制的失代偿性心力衰竭。

5. 严重心律失常。

6. 最近 3 个月内曾发生脑血管事件（例如短暂性脑缺血发作、脑卒中）。

7. 与心肌功能疾病相关的且与肺动脉高压无关的先天性或获得性瓣膜缺损。

8. 合用 CYP2C8 强效抑制剂（例如吉非罗齐）。

【注意事项】

1. 低血压

本品具有血管舒张特性，可能造成血压降低。在处方本品之前，医生应谨慎考虑有基础疾病患者（例如接受降压治疗或存在安静状态低血压、低血容量、严重左心室出口通道阻塞或自主神经功能异常）是否受到血管舒张作用的不良影响。

2. 甲状腺功能亢进

使用本品时观察到甲状腺功能亢进。当出现甲状腺功能亢进的征兆或症状时,建议进行甲状腺功能检查。

3. 肺静脉闭塞性疾病

当血管扩张剂(主要为前列环素)用于肺静脉闭塞性疾病患者时,曾有肺水肿的病例报告。因此,如果 PAH 患者服用本品时发生肺水肿体征,应考虑肺静脉闭塞性疾病的可能性。如确诊,应停用本品。

4. 老年患者(年龄 ≥ 75 岁)

目前超过 75 岁患者使用本品的临床经验有限,在此类人群中使用本品应谨慎。

5. 肝功能不全

目前并无重度肝功能不全(Child-Pugh C 级)患者使用司来帕格的临床经验,因此本品不得用于此类患者。司来帕格及其活性代谢产物在中度肝功能不全(Child-Pugh B 级)受试者中表现出较高的暴露量。对中度肝功能不全的患者,应每日给予本品一次。

6. 肾功能不全

对于重度肾功能不全 [肾小球滤过率 < 30ml/(min·1.73m^2)] 的患者,应谨慎进行剂量滴定。目前并无本品用于透析患者的经验,因此本品不得用于此类患者。

7. 对驾驶能力与操作机器能力的影响

本品对驾驶能力与操作机器能力有轻微影响。在考虑患者驾驶和操作机器的能力时,应留意患者的临床状态和使用司来帕格的不良反应资料(头痛或低血压)。

8. 请置于儿童不易拿到处。

【孕妇及哺乳期妇女用药】

1. 具有生育能力的女性

具有生育能力的女性在服用司来帕格期间应采取有效的避孕措施。

2. 妊娠

目前并无妊娠女性使用司来帕格的资料。妊娠期间以及具有生育能力但未采取避孕措施的女性不建议使用本品。

3. 哺乳

目前尚不清楚司来帕格或其代谢产物是否会分泌至人乳中。目前无法排除对哺乳婴幼儿的风险。哺乳期间不应使用本品。

4. 生育力

目前尚无可用临床资料。在大鼠研究中,高剂量司来帕格会一过性干扰动情周期但不影响生育力。与人类的相关性尚未明确。

【儿童用药】

本品在 18 岁以下儿童青少年中的安全性和疗效尚未确立,目前无相关资料。不建议在儿科患者中使用司来帕格。动物研究提示肠套叠的风险增加,但目前这些发现与临床相关性未知。

【老年人用药】

老年患者无须调整给药方案。年龄超过 75 岁患者的临床经验有限,因此在此类人群中使用本品应谨慎。

【贮藏】

30℃以下保存。

【有效期】

36 个月。

参考文献

［1］SHINYA Y, HIRAIDE T, MOMOI M, et al. TNFRSF13B c. 226G>A (p.Gly76Ser) as a novel causative mutation for pulmonary arterial hypertension[J]. J Am Heart Assoc, 2021, 10(5): e019245.

［2］EYRIES M, MONTANI D, GIRERD B, et al. Familial pulmonary arterial hypertension by KDR heterozygous loss of function[J]. Eur Respir J, 2020, 55(4): 1902165.

［3］SWIETLIK E M, GREENE D, ZHU N, et al. Bayesian inference associates rare KDR variants with specific phenotypes in pulmonary arterial hypertension[J]. Circ Genom Precis Med, 2020, 14(1): e003155.

［4］ZHU N, SWIETLIK E M, WELCH C L, et al. Rare variant analysis of 4241 pulmonary arterial hypertension cases from an international consortium implicates FBLN2, PDGFD, and rare de novo variants in PAH[J]. Genome Med, 2021(13): 80.

［5］中华医学会呼吸病学分会肺栓塞与肺血管病学组. 中国肺动脉高压诊断与治疗指南（2021版）[J]. 中华医学杂志, 2021, 101(1): 11−51.

［6］GRÜNIG E, BENJAMIN N, KRÜGER U, et al. General measures and supportive therapy for pulmonary arterial hypertension: Updated recommendations from the Cologne Consensus Conference 2018[J]. Int J Cardiol, 2018(272S): 30−36.

［7］VINKE P, JANSEN S M, WITKAMP R F, et al. Increasing quality of life in pulmonary arterial hypertension: is there a role for nutrition? [J] Heart Fail Rev, 2018, 23(5): 711−722.

［8］中国康复医学会心血管病专业委员会. 心血管疾病营养处方专家共识 [J]. 中华内科杂志, 2014, 53(2): 151−158.

［9］戴海龙, 鲁一兵, 光雪峰, 等. 波生坦在先天性心脏病合并肺动脉高压患者中的应用进展 [J]. 中国循环杂志, 2016, 31(2): 206−208.

［10］WANG X J, LIAN T Y, JIANG X, et al. Germline BMP9 mutation causes idiopathic pulmonary arterial hypertension[J]. Eur Respir J, 2019, 53(3): 1801609.

［11］DAI H L, ZHANG M, XIAO Z C, et al. Pulmonary arterial hypertension in HIV infection: a concise review[J]. Heart Lung Circ, 2014, 23(4): 299−302.

［12］KJELLSTRÖM B, LINDHOLM A, OSTENFELD E. Cardiac magnetic resonance imaging in pulmonary arterial hypertension: ready for clinical practice and guidelines [J]. Curr Heart Fail Rep, 2020, 17(5): 181−191.

［13］PEACOCK A J, VONK NOORDEGRAAF A. Cardiac magnetic resonance imaging in pulmonary arterial hypertension[J]. Eur Respir Rev, 2013, 22(130): 526−534.

［14］中国医师协会心血管内科医师分会, 中国医院协会心脏康复管理专业委员会. 成人肺高血压患者运动康复中国专家共识 [J]. 中国介入心脏病学杂志, 2021, 29(8): 421−432.

［15］戴海龙. 认识肺高血压 [M]. 昆明:云南科技出版社, 2020.

［16］中华医学会心血管病学分会肺血管病学组, 中华心血管病杂志编辑委员会. 中国肺高血压诊断和治疗指南 2018[J]. 中华心血管病杂志, 2018, 46(12): 933−964.

［17］BAJC M, SCHÜMICHEN C, GRÜNING T, et al. EANM guideline for ventilation/perfusion single−photon emission computed tomography (SPECT) for diagnosis of pulmonary embolism and beyond[J]. Eur J Nucl Med Mol Imaging, 2019, 46(12): 2429−2451.

［18］JAMIESON S, PRETORIUS G V. Chronic thromboembolic pulmonary hypertension[J]. Semin Intervent Radiol, 2018, 35(2): 136−142.

［19］LIANG L, SU H, MA X, et al. Good response to PAH−targeted drugs in a PVOD patient carrying Biallelic EIF2AK4 mutation[J]. Respir Res, 2018, 19(1): 192.

［20］GALIÈ N, MANES A, DARDI F, et al. Aiming at the appropriate target for the treatment of pulmonary hypertension due to left heart disease[J]. Eur Heart J, 2018, 39(15): 1265−1268.

［21］中华医学会呼吸病学分会肺栓塞与肺血管病学组, 中国医师协会呼吸医师分会肺栓塞与肺血管病工作委员会, 全国肺栓塞与肺血管病防治协作组. 肺血栓栓塞症诊治与预防指南 [J]. 中华医学杂志, 2018, 98(14): 1060−1087.

［22］DAI Y, CHEN X, SONG X, et al. Immunotherapy of endothelin-1 receptor type A for pulmonary arterial hypertension[J]. J Am Coll Cardiol, 2019, 73(20): 2567-2580.

［23］SHAH P K. Active and passive vaccination for pulmonary arterial hypertension: a novel therapeutic paradigm[J]. J Am Coll Cardiol, 2019, 73(20): 2581-2583.

［24］SUEN C M, STEWART D J, MONTROY J, et al. Regenerative cell therapy for pulmonary arterial hypertension in animal models: a systematic review[J]. Stem Cell Res Ther, 2019, 10(1): 75.

［25］沈节艳, 庄琦. 2018 中国肺高血压诊断和治疗指南解读 [J]. 中国循环杂志, 2019, 34(S1): 115-119.

［26］HOEPER M M, HUMBERT M, SOUZA R, et al. A global view of pulmonary hypertension[J]. Lancet Respir Med, 2016, 4(4): 306-322.

［27］PEACOCK A J, MURPHY N F, MCMURRAY J J, et al. An epidemiological study of pulmonary arterial hypertension[J]. Eur Respir J, 2007(30): 104-109.

［28］HUMBERT M, SITBON O, CHAOUAT A, et al. Pulmonary arterial hypertension in France: results from a national registry[J]. Am J Respircrit Care Med, 2006(173): 1023-1030.

［29］ESCRIBANO-SUBIAS P, BLANCO I, LÓPEZ-MESEGUER M, et al. Survival in pulmonary hypertension in Spain: insights from the Spanish registry[J]. Eur Respir J, 2012(40): 596-603.

［30］GIRERD B, MONTANI D, EYRIES M, et al. Absence of influence of gender and *BMPR2* mutation type on clinical phenotypes of pulmonary arterial hypertension[J]. Respir Res, 2010(11): 73.

［31］VENTETUOLO C E, PRAESTGAARD A, PALEVSKY H I, et al. Sex and haemodynamics in pulmonary arterial hypertension[J]. Eur Respir J, 2014(43): 523-530.

［32］JIANG X, HUMBERT M, JING Z C. Idiopathic pulmonary arterial hypertension and its prognosis in the modern management era in developed and developing countries[M]. Basel: Karger, 2012: 85-93.

［33］JING Z C, XU X Q, HAN Z Y, et al. Registry and survival study in Chinese patients with idiopathic and familial pulmonary arterial hypertension[J]. Chest, 2007, 132(2): 373-379.

［34］HUMBERT M, GUIGNABERT C, BONNET S, et al. Pathology and pathobiology of pulmonary hypertension: state of the art and research perspectives[J]. Eur Respir J, 2019, 53(1): 1801887.

［35］GUIGNABERT C, DORFMULLER P. Pathology and pathobiology of pulmonary hypertension[J]. Semin Respir Crit Care Med, 2013, 34(05): 551−559.

［36］邝美丹, 王健, 陈豫钦. 吸烟与肺动脉高压的发病关系及研究进展 [J]. 中华结核和呼吸杂志, 2017, 40(11): 866−869.

［37］WANG X J, XU X Q, SUN K, et al. Association of rare PTGISV ariants with susceptibility and pulmonary vascular response in patients with idiopathic pulmonary arterial hypertension[J]. JAMA Cardiol, 2020, 5(6): 677−684.

［38］MORRELL N W, ALDRED M A, CHUNG W K, et al. Genetics and genomics of pulmonary arterial hypertension[J]. Eur Respir J, 2019, 53(1): 1801899.

［39］EVANS J D W, GIRERD B, MONTANI D, et al. BMPR2 mutations and survival in pulmonary arterial hypertension: an individual participant data meta−analysis[J]. Lancet Respir Med, 2016, 4(2): 129−137.

［40］ATKINSON C, STEWART S, UPTON P D, et al. Primary pulmonary hypertension is associated with reduced pulmonary vascular expression of type II bone morphogenetic protein receptor[J]. Circulation, 2002, 105(14): 1672−1678.

［41］LARKIN E K, NEWMAN J H, AUSTIN E D, et al. Longitudinal analysis casts doubt on the presence of genetic anticipation in heritable pulmonary arterial hypertension[J]. Am J Respir Crit Care Med, 2012, 186(9): 892−896.

［42］YAN L, COGAN J D, HEDGES L K, et al. The Y chromosome regulates BMPR2 expression via SRY: a possible reason "why" fewer males develop pulmonary arterial hypertension[J]. Am J Respir Crit Care Med, 2018, 198(12): 1581−1583.

［43］WANG X J, LIAN T Y, JIANG X, et al. Germline BMP9 mutation causes idiopathic pulmonary arterial hypertension[J]. Eur Respir J, 2019, 53(3): 1801609.

［44］中国医师学会心血管内科医师分会. 2015 年先天性心脏病相关性肺动脉高压诊治中国专家共识 [J]. 中国介入心脏病学杂志, 2015, 23(2): 61−69.

[45] GALIÈ N, HUMBERT M, VACHIERY J, et al. 2015 ESC/ERS Guidelines for the diagnosis and treatment of pulmonary hypertension. The Joint Task Force for the Diagnosis and Treatment of Pulmonary Hypertension of the European Society of Cardiology (ESC) and the European Respiratory Society (ERS)[J]. Eur Respir J, 2015(46): 903−975.

[46] 余章斌. 系统评价国内外围产儿先天性心脏病的发生率 [J]. 中国循证儿科杂志, 2014, 9(4): 252−255.

[47] 李雯. 先天性心脏病患者肺动脉高压的发生率及其危险因素分析 [J]. 中国循环杂志, 2014, 29(z1): 2−3.

[48] HARCH S, WHITFORD H, MCLEAN C. Failure of medical therapy in pulmonary arterial hypertension. Is there an alternative diagnosis? [J]. Chest, 2009, 135(6): 1462−1469.

[49] SKORO−SAJER N, GERGES C, BALINT O H, et al. Subcutaneous treprostinil in congenital heart disease−related pulmonary arterial hypertension[J]. Heart, 2018, 104(14): 1195−1199.

[50] KUANG H Y, WU Y H, YI Q J, et al. The efficiency of endothelin receptor antagonist bosentan for pulmonary arterial hypertension associated with congenital heart disease: A systematic review and meta−analysis[J]. Medicine, 2018, 97(10): e0075.

[51] 孙彬峰, 吴炳祥. 先天性心脏病相关性肺动脉高压的自然病程与预后影响因素 [J]. 心血管康复医学杂志, 2019, 28(2): 256−259.

[52] YANG S, YANG Y, ZHAI Z, et al. Incidence and risk factors of chronic thromboembolic pulmonary hypertension in patients after acute pulmonary embolism[J]. Journal of thoracic disease, 2015, 7(11): 1927−1938.

[53] RIEDEL M, STANEK V, WIDIMSKY J, et al. Longterm follow−up of patients with pulmonary thromboembolism. Late prognosis and evolution of hemodynamic and respiratory data[J]. Chest, 1982, 81(2): 151−158.

[54] LANG I M, MADANI M. Update on chronic thromboembolic pulmonary hypertension[J]. Circulation, 2014, 130(6): 508−518.

[55] LANG I M, PESAVENTO R, BONDERMAN D, et al. Risk factors and basic mechanisms of chronic thromboembolic pulmonary hypertension: a current understanding[J]. Eur Respir J, 2013, 41(2): 462−468.

[56] 焦小净, 龚娟妮. 慢性血栓栓塞性肺动脉高压诊断与治疗的关键问题 [J].

中国医刊 , 2019, 54(12): 1292−1295.

[57] THISTLETHWAITE P A, MO M, MADANI M M, et al. Operative classification of thromboembolic disease determines outcome after pulmonary endarterectomy[J]. J Thorac Cardiovasc Surg, 2002, 124(6): 1203−1211.

[58] 杨苏乔 , 杨媛华 . 慢性血栓栓塞性肺动脉高压发病机制研究进展 [J]. 中国医刊 , 2017, 8(52): 11−14.

[59] GALIÈ N, HUMBERT M, VACHIERY J L, et al. 2015 ESC/ERS Guidelines for the Diagnosis and Treatment of Pulmonary Hypertension[J]. Rev Esp Cardio l (Engl Ed), 2016, 69(2): 177.

[60] AOKI T, SUGIMURA K, TATEBE S, et al. Comprehensive evaluation of the effectiveness and safety of balloon pulmonary angioplasty for inoperable chronic thrombo−embolic pulmonary hypertension: long−term effects and procedure−related complications[J]. Eur Heart J, 2017, 38(42): 3152−3159.

[61] HAO Y J, JIANG X, ZHOU W, et al. Connective tissue disease−associated pulmonary arterial hypertension in Chinese patients[J]. The Eur Respir J, 2014, 44(4): 963−972.

[62] NANIWA T, TAKEDA Y. Long−term remission of pulmonary veno−occlusive disease associated with primary Sjögren's syndrome following immunosuppressive therapy[J]. Mod Rheumatol, 2011, 21(6): 637−640.

[63] LAUNAY D, SITBON O, HACHULLA E, et al. Survival in systemic sclerosis−associated pulmonary arterial hypertension in the modern management era[J]. Ann Rheum Dis, 2013, 72(12): 1940−1946.

[64] ZHAO J, BAI W, ZHU P, et al. Chinese SLE Treatment and Research group (CSTAR) registry Ⅶ: prevalence and clinical significance of serositis in Chinese patients with systemic lupus erythematosus[J]. Lupus, 2016, 25(6): 652−657.

[65] LI M, WANG Q, ZHAO J, et al. Chinese SLE Treatment and Research group(CSTAR) registry: Ⅱ. Prevalence and risk factors of pulmonary arterial hypertension in Chinese patients with systemic lupus erythematosus[J]. Lupus, 2014, 23(10): 1085−1091.

[66] HUANG C, LI M, LIU Y, et al. Baseline characteristics and risk factors of pulmonary arterial hypertension in systemic lupus erythematosus patients[J]. Medicine, 2016, 95(10): e2761.

［67］赵久良，李梦泽，王迁，等 . 特异性抗膜突蛋白抗体在结缔组织病肺部受累早期诊断中的意义 [J]. 中华风湿病学杂志，2010, 14(2): 88–90.

［68］李梦涛，尹雪，王迁，等 . 膜突蛋白及其抗体对人肺微血管内皮细胞损伤机制的研究 [J]. 中华风湿病学杂志，2010, 14(4): 232–235.

［69］GUO L, LI M, CHEN Y, et al. Anti–endothelin receptor type A autoantibodies in systemic lupus erythematosus–associated pulmonary arterial hypertension[J]. Arthritis&rheumatology (Hoboken NJ), 2015, 67(9): 2394–2402.

［70］COGHLAN J G, DENTON C P, GRÜNIG E, et al. Evidence–based detection of pulmonary arterial hypertension in systemic sclerosis: the DETECT study[J]. Ann Rheum Dis, 2014, 73(7): 1340–1349.

［71］SUNG Y K, CHUNG L. Connective tissue disease–associated pulmonary arterial hypertension[J]. Rheumatic diseases clinics of North Americ, 2015, 41(2): 295–313.

［72］RUBIN L J, BADESCH D B, BARST R J, et al. Bosentan therapy for pulmonary arterial hypertension[J]. N Engl J Med, 2002, 346(12): 896–903.

［73］PULIDO T, ADZERIKHO I, CHANNICK R N, et al. Macitentan and morbidity and mortality in pulmonary arterial hypertension[J]. N Engl J Med, 2013, 369(9): 809–818.

［74］GALIÈ N, GHOFRANI H A, TORBICKI A, et al. Sildenafil citrate therapy for pulmonary arterial hypertension[J]. N Engl J Med, 2005, 353(20): 2148–2157.

［75］GALIÈ N, BRUNDAGE B H, GHOFRANI H A, et al. Tadalafil therapy for pulmonary arterial hypertension[J]. Circulation, 2009, 119(22): 2894–2903.

［76］GOMBERG–MAITLAND M, OLSCHEWSKI H. Prostacyclin therapies for the treatment of pulmonary arterial hypertension[J]. Eur Respir J, 2008, 31(4): 891–901.

［77］CHAOUAT A, NAEIJE R, WEITZENBLUM E. Pulmonary hypertension in COPD[J]. Eur Respir J, 2008, 32(5): 1371–1385.

［78］MINAI O A, CHAOUAT A, ADNOT S. Pulmonary hypertension in COPD: epidemiology, significance, and management: pulmonary vascular disease: the global perspective[J]. Chest, 2010(137): 39S–51S.

［79］代立志，赵勤华，荆志成 . 间质性肺疾病相关肺高压的最新诊治进展 [J]. 上海医学，2009, 32(10): 927–930.

［80］GE R L, HELUN G. Current concept of chronic mountain sickness: pulmonary hypertension-related high-altitude heart disease[J]. Wilderness & environmental medicine, 2001, 12(3): 190-194.

［81］XU X Q, JING Z C. High-altitude pulmonary hypertension[J]. Eur Respir Rev, 2009, 18(111): 13-17.

［82］GHOFRANI H A, REICHENBERGER F, KOHSTALL M G, et al. Sildenafil increased exercise capacity during hypoxia at lowaltitudes and at Mount Everest base camp: a randomized, double-blind, placebo-controlled crossover trial[J]. Ann Intern Med, 2004, 141(3): 169-177.

［83］ALDASHEV A A, KOJONAZAROV B K, AMATOV T A, et al. Phosphodiesterase type 5 and high altitude pulmonary hypertension[J]. Thorax, 2005, 60(8): 683-687.

［84］郭亚娟, 张玉顺, 马爱群. 左心疾病相关肺动脉高压的临床诊治进展[J]. 中华老年多器官疾病杂志, 2012, 11(1): 69-72.

［85］杨涛, 何建国. 左心疾病相关性肺动脉高压预后的研究进展[J]. 中国循环杂志, 2013, 28(3): 237-239.

［86］BERTHELOT E, BAILLY M T, HATIMI S E, et al. Pulmonary hypertension due to left heart disease[J]. Archives of cardiovascular diseases, 2017(110): 420-431.

［87］NAEIJE R, VACHIERY J L, YERLY P, et al. The transpulmonary pressure gradient for the diagnosis of pulmonary vascular disease[J]. Eur Respir J, 2013, 41(1): 217-223.

［88］PONIKOWSKI P, VOORS A A, ANKER S D, et al. 2016 ESC Guidelines for the diagnosis and treatment of acute and chronic heart failure: The Task Force for the diagnosis and treatment of acute and chronic heart failure of the European Society of Cardiology (ESC) Developed with the special contribution of the Heart Failure Association (HFA) of the ESC[J]. Eur Heart J, 2016, 37(27): 2129-2200.

［89］CHEN S L, ZHANG F F, XU J, et al. Pulmonary artery denervation to treat pulmonary arterial hypertension: the single-center, prospective, first-in-man PADN-1 study (first-in-man pulmonary artery denervation for treatment of pulmonary artery hypertension)[J]. J Am Coll Cardiol, 2013, 62(12): 1092-1100.

［90］ZHANG H, ZHANG J, CHEN M, et al. Pulmonary artery denervation significantly increases 6-min walk distance for patients with combined pre-and post-capillary pulmonary hypertension associated with left heart failure: The PADN-5 study[J]. JACC Cardiovascular interventions, 2019, 12(3): 274-284.

[91]DAVENPORT A P, HYNDMAN K A, DHAUN N, et al. Endothelin[J]. Pharmacological reviews, 2016, 68(2): 357-418.

[92]CORREALE M, FERRARETTI A, MONACO I, et al. Endothelin-receptor antagonists in the management of pulmonary arterial hypertension: where do we stand?[J]. Vascular health and risk management, 2018(14): 253-264.

[93]SAHAY S, HUMBERT M, SITBON O. Medical treatment of pulmonary arterial hypertension[J]. Seminars in respiratory and critical care medicine, 2017, 38(5): 686-700.

[94]RIEMEKASTEN G, PHILIPPE A, NÄTHER M, et al. Involvement of functional autoantibodies against vascular receptors in systemic sclerosis[J]. Annals of the rheumatic diseases, 2011, 70(3): 530-536.

[95]BUDDING K, VANDE GRAAF E A, HOEFNAGEL T. Anti-ETAR and anti-AT1R autoantibodies are elevated in patients with endstage cystic fibrosis[J]. Journal of cystic fibrosis, 2015, 14(1): 42-45.

[96]BECKER M O, KILL A, KUTSCHE M, et al. Vascular receptor autoantibodies in pulmonary arterial hypertension associated with systemic sclerosis[J]. Am J Respir Crit Care Med, 2014, 190(7): 808-817.

[97]MINGUELL J J, ERICES A. Mesenchymal stem cells and the treatment of conditions and diseases: the less glittering side of a conspicuous stem cell for basic research[J]. Stem Cells Dev, 2013, 22(2): 193-203.

[98]WESTERWEEL P E, VERHAAR M C. Directing myogenic mesenchymal stem cell differentiation[J]. Circulation research, 2008, 103(6): 560-561.

[99]ZHANG C X, WANG P B, MOHAMMED A, et al. Function of adipose-derived mesenchymal stem cells in monocrotaline-induced pulmonary arterial hypertension through miR-191 via regulation of *BMPR2*[J]. BioMed research international, 2019(2019): 2858750.

[100]LAARSE A, COBBAERT C M, UMAR S, et al. Stem and progenitor cell therapy for pulmonary arterial hypertension: effects on the right ventricle (2013 Grover Conference Series)[J]. Pulmonary circulation, 2015, 5(1): 73-80.

［101］LOISEL F, PROVOST B, HADDAD F, et al. Stem cell therapy targeting the right ventricle in pulmonary arterial hypertension: is it a potential avenue of therapy? [J]. Pulmonary circulation, 2018, 8(2): 2045893218755979.

［102］CASTRO-MANRREZA M E, MONTESINOS J J. Immunoregulation by mesenchymal stem cells: biological aspects and clinical applications[J]. Journal of immunology research, 2015(2015): 394917.

［103］SPIEKERKOETTER E, KAWUT S M, DEJESUS PEREZ V A. New and emerging therapies for pulmonary arterial hypertension[J]. Annual review of medicine, 2019(70): 45-59.

［104］LEIBACHER J, HENSCHLER R. Biodistribution, migration and homing of systemically applied mesenchymal stem/stromal cells[J]. Stem cell research & therapy, 2016(7): 7.

［105］FURLANI D, UGURLUCAN M, ONG L, et al. Is the intravascular administration of mesenchymal stem cells safe? Mesenchymal stem cells and intravital microscopy[J]. Microvascular research, 2009, 77(3): 370-376.

［106］SUEN C M, STEWART D J, MONTROY J, et al. Regenerative cell therapy for pulmonary arterial hypertension in animal models: a systematic review[J]. Stem cell research & therapy, 2019, 10(1): 75.

［107］RYAN J J, MARSBOOM G, ARCHER S L. Rodent models of group 1 pulmonary hypertension[J]. Handbook of experimental pharmacology, 2013(218): 105-149.

［108］JIANG X, PENG F H, LIU Q Q, et al. Optical coherence tomography for hypertensive pulmonary vasculature[J]. Int J Cardiol, 2016(222): 494-498.

［109］KOULAVA A, SANNANI A, LEVINE A, et al. diagnosis, treatment and management of orthotopic liver transplant candidates with portopulmonary hypertension[J]. Cardiol Rev, 2018, 26(4): 169-176.

［110］王艳, 张向峰, 孙茜, 等. 门脉高压相关性肺动脉高压临床分析 [J]. 中华肺部疾病杂志 (电子版), 2020, 13(01): 28-33.

［111］NIKOLIC I, YUNG L M, YANG P, et al. Bone morphogenetic protein 9 is a mechanistic biomarker of portopulmonary hypertension[J]. Am J Respir Crit Care Med, 2019, 199(7): 891-902.

［112］CROSBY A, JONES F M, KOLOSIONEK E, et al. Praziquantel reverses pulmonary hypertension and vascular remodeling in murine schistosomiasis[J]. Am J Respir Crit Care Med. 2011(184): 467−473.

[113] LAMBERTUCCI J R, SERUFO J C, GERSPACHER−LARA R, et al. Schistosomamansoni: assessment of morbidity before and after control[J]. Acta Trop, 2000(77): 101−109.

[114] 中国医师协会新生儿科医师分会. 一氧化氮吸入治疗在新生儿重症监护病房的应用指南 (2019 版)[J]. 发育医学电子杂志, 2019, 7(4): 241−248.

[115] PRICE L C, SECKL M J, DORFMÜLLER P, et al. Tumoral pulmonary hypertension[J]. Eur Respir Rev, 2019(28): 180065.

[116] CORNET L, KHOURI C, ROUSTIT M, et al. Pulmonary arterial hypertension associated with protein kinase inhibitors: a pharmacovigilance−pharmacodynamic study[J]. Eur Respir J, 2019, 53(5): 1802472.

[117] TOYA T, NAGATOMO Y, KAGAMI K, et al. Dasatinib−induced pulmonary arterial hypertension complicated with scleroderma: a case report[J]. Eur Heart J Case Rep, 2019, 3(1): ytz025.

[118] GUIGNABERT C, PHAN C, SEFERIAN A, et al. Dasatinib induces lung vascular toxicity and predisposes to pulmonary hypertension[J]. J Clin Invest, 2016, 126(9): 3207−3218.

[119] ORLIKOW E, WEATHERALD J, HIRANI N. Dasatinib−induced pulmonary arterial hypertension[J]. Can J Cardiol, 2019, 35(11): 1604. e1−1604. e3.

[120] HAJOULI S, MOUSTAFA M A, MEMOLI J S W. Pulmonary veno−occlusive disease: a rare cause of pulmonary hypertension[J]. J Investig Med High Impact Case Rep, 2019(7): 2324709619840375.

[121] MCGEE M, WHITEHEAD N, MARTIN J, et al. Drug−associated pulmonary arterial hypertension[J]. Clin Toxicol (Phila), 2018, 56(9): 801−809.

[122] 陈巧玮, 林嘉仪, 张庆. 肿瘤治疗相关性肺高压 [J]. 临床内科杂志, 2018, 35(6): 370−372.

[123] PERROS F, GUNTHER S, RANCHOUX B, et al. Mitomycin−induced pulmonary veno−occlusive disease: evidence from human disease and animal models[J]. Circulation, 2015(132): 834−847.

[124] MONTANI D, ACHOUH L, DORFMÜLLER P, et al. Pulmonary veno−occlusive disease: clinical, functional, radiologic, and hemodynamic characteristics and outcome of 24 cases confirmed by histology[J]. Medicine, 2008, 87(4): 220−233.